新型コロナウィルス対策を診断する

総合診療医
ハーバード大学大学院公衆衛生学修士
群星沖縄臨床研修センター長
徳田　安春

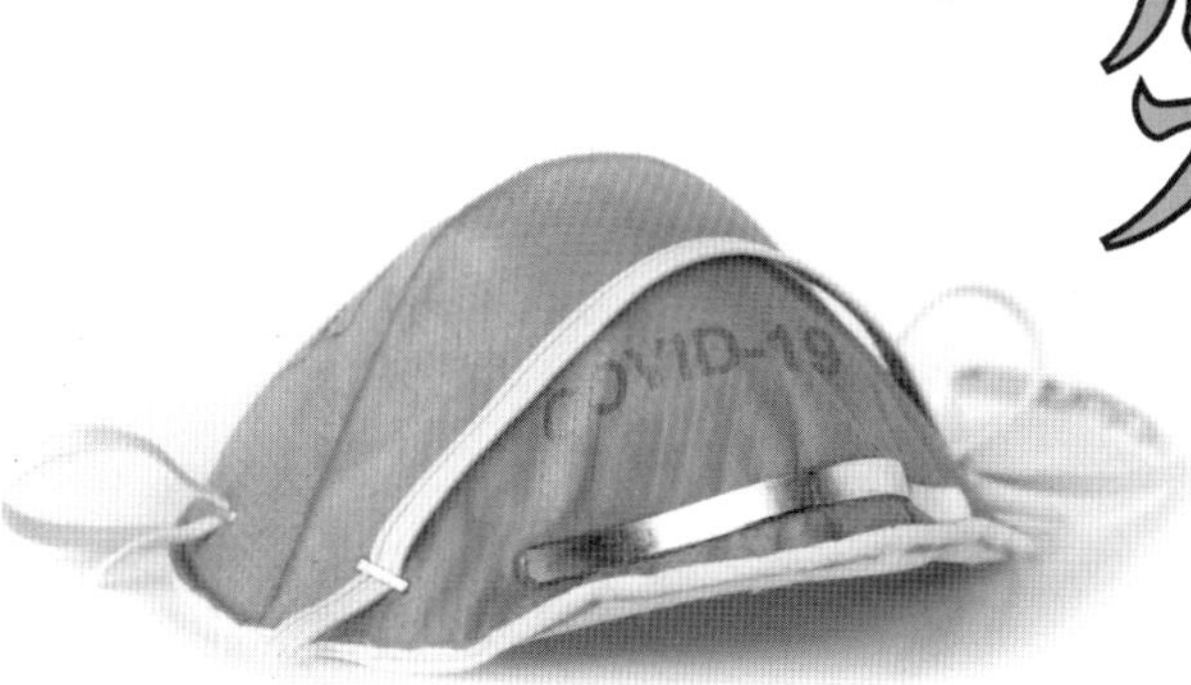

著者のことば

新型コロナウイルス・パンデミックが広がっている。欧米、南米、インドなどでの拡大が顕著であり、多数の死者を出した。米国では20万人以上が死亡した。

一方で、日本とフィリピン、インドネシアを除く、東アジア、東南アジア、ニュージーランドなどでは感染の抑え込みに成功している。台湾やベトナムなどではほとんど死者が出ていない。

なぜこうも差が出たのか？

私は、最も基本的な感染症対策を徹底的にやったのが原因、と診断する。それは、感染力のある人々を徹底的にみつけて保護すること、すなわち徹底したウイルス検査だ。

新型コロナに対して日本はウイルスPCR検査という、ウイルス感染症での最も基本的なテクノロジーの普及に遅れた。それだけでなく、「検査をすると医療崩壊を招く」、「検査の感度と特異度がよくない」などと検査を不当に批判してきた。

また、「発熱4日間あれば受診という目安」は検査抑制に働いた。検査数の増えないことの理由について、後になってキャパシティの「目詰まり」であったとされた。これらに加えて、感染を自業自得とみなされる社会的要因もあり、検査恐怖が蔓延し、検査を受ける人々は増えていない。

　これらのPCR検査叩きと検査恐怖に加えて、新型コロナに関連する正しい知識への誤解もSNSを通して拡散しインフォデミックとなった。インフォデミックは毒薬である。コロナ対策で間違った毒薬を飲まされ中毒に陥った日本。

　その人々への処方せんは、コロナ対策の正しい診断を伝えることだ。著者はさまざまなメディアを通して、最新の科学と倫理からみて正しい対策とは何かについて伝えてきた。今回、これらを本書にまとめて出すこととした。

　緊急出版に同意してくださったカイ書林には心より感謝する。本書を読んだ人々が、個人としてだけでなく、地域と国全体でも正しい対策を実施してくれることで、死者や後遺症で苦しむ人々を少しでも抑えることができるよう望む次第である。

2020年10月吉日
沖縄県那覇市にて　徳田 安春

目次

第１章：新型コロナの危機管理

第2章：新型コロナの臨床

第3章：PCR検査の真実

第4章：新型コロナの歴史とサイエンス

著者紹介

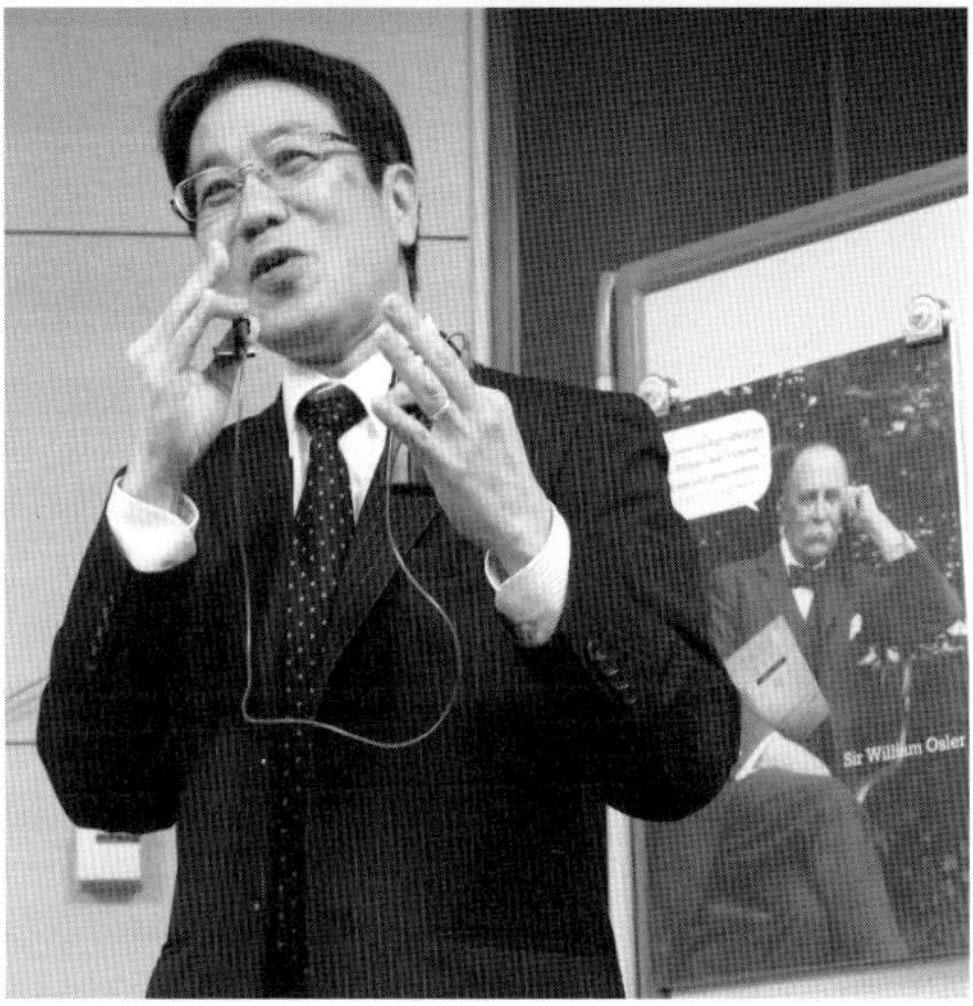

徳田安春先生 プロフィール

1988年琉球大学医学部を卒業。沖縄県立中部病院での臨床研修ののち、総合診療を専攻しました。

黒川清先生との出会いがきっかけとなり、ハーバード大学School of Public Healthに留学し、2005年に米国ハーバード大学大学院公衆衛生修士号を取得。

帰国後は、聖路加･ライフサイエンス研究所臨床疫学センター副センター長、筑波大学大学院 人間総合科学研究科 医療医学系教授、JCHO独立行政法人 地域医療機能推進機構本部 研修センター長などを歴任。

2017年からは、群星沖縄臨床研修センター　センター長として、ふるさとの沖縄に軸足を戻し、活躍しています。

また、NHKの「総合診療医ドクターG」や、診療主役型の臨床実習「闘魂外来」でご存知の方も多いと思います。

第1章　新型コロナの危機管理

初期アウトブレイクで世界中から注目されたものに、クルーズ船ダイヤモンドプリンセス号内での感染拡大があった。私は、自発的に集結した研究者と共に、船内活動に参加した医療従事者に対してインタビュー調査を実施した。感染拡大の要因として、次の4点を明らかにした。

1　香港で下船した最初の患者と濃厚接触した船員に対して、そのまま作業を続けさせたこと
2　船内のさまざまな場所で汚染と非汚染のエリアを明瞭に区別していなかったこと
3　専門家の活用が十分におこなわれなかったこと
4　コマンドシステム（指揮システム）の不全

本章では、新型コロナ危機管理の原則を説き起こす。中でも、新型コロナウイルス対策ではエビデンスを重視せよと主張したい。国民の命と経済の両方が大切であり、エビデンスの無い政策を放置してこれ以上死者を増やしてはならない。さらに、背景にある医の倫理の視座からコロナウイルス感染対応ケースを考える。

ダイヤモンドプリンセス号で新型コロナウイルスが感染拡大した要因

■ 世界中から注目されたダイヤモンドプリンセス号でのアウトブレイク

新型コロナウイルスの感染拡大が世界に広がっている。2019年の12月に中国の武漢でアウトブレイク（散発的な発生頻度を超えた感染症の発生）がスタートしたため、COVID-19（コビッド19）と名付けられた。しかし、年を越して3月に入ると、中国での感染は収束しつつある。むしろ中国以外の世界での拡大が問題となってきた。9月末の時点で、世界のほとんどの国で感染者が確認され、3千万人以上の感染者が出ている。

中国以外で、この新興感染症の初期アウトブレイクで世界中から注目されたのは、クルーズ船ダイヤモンドプリンセス号だろう。造船した国は日本で、三菱重工長崎造船所が造った船だ。2002年、この船の造船工事中に、火災で船体床面積の4割が焼損した事故もあった。所有は英国の会社で、運行は米国の会社となっている。

香港で下船した乗客が感染していたことが発覚し、その後のアウトブレイクに繋がったダイヤモンドプリンセス号。2666人の乗客と1045人の乗員、合計3711人を乗せ、2月4日に横浜の港に着岸して検疫を受け、船内で感染症と接触者の隔離を行った。しかし、3711人のうち最終的に5人に1人が感染、712人という多数の感染者を出した。このうち13人が死亡した（9月25日時点）。

■ 濃厚接触した船員を介した感染拡大

これほどまでの感染アウトブレイクが起きたのは何故か？詳しい検証を実施する必要性については国会でも議論になったので、これから正式に行われることになるだろう。しかし、このようなアウトブレイクの検証では、関係者から事実関係を素早く聞き出す必要がある。そのため、我々は自発的に集結した研究者を中心に、船内活動に参加した医療従事者に対してインタビュー調査を実施し、感染拡大の要因を探り出すことにした。

要因のひとつは、香港で下船した最初の患者と濃厚接触した船員に対して、そのまま作業を続けさせたこと。この新型コロナでは、発症前の感染者から周りの人々に飛沫や接触によって感染する。濃厚接触者はすでに感染している可能性があるので、乗客へのサービスをやらせない方がよかったといえる。

二つ目は、船内のさまざまな場所で汚染と非汚染のエリアを明瞭に区別していなかったことだ。汚染エリアにはウイルスが存在し、非汚染エリアには存在しない。これが前提となり、多数の乗員や検疫官、医療従事者、厚生労働省職員が出入りする。そこで、複雑な船内活動や医療活動が行われる。汚染と非汚染の区分の前提が崩れるとき、そのエリアで感染が広がってしまう。汚染エリアでは、通常のサージカルマスクでは感染予防の効果は無い。非汚染エリアと思い油断して感染した職員もいた。

■　活用されなかった感染症専門医

3番目の要因は専門家の活用が十分に行われなかったことだ。感染症専門医は数人が船に出入りしていたが、期間中に全体を指揮できるような権限を持たされる専門医はいなかった。数日で交代するような場合、専門医であっても発言しにくくなるのは容易に理解できる。

最後の要因は、コマンドシステム（指揮システム）の不全である。近年の日本で起こったクライシス（危機）を振り返ってみると、地下鉄サリン事件や福島原発事故と今回のアウトブレイクに共通する要因だ。厚生労働省、感染症専門医、船員、そして自衛隊など、さまざまな組織の人々が入り乱れる船内であった。

このような状況ではリアルタイムな情報共有と、それに対する迅速なコマンドシステムを機能させなくては全体のシステムが容易に混乱に陥ってしまう。このような事態は「想定外」だったなどと思考停止するのではなく、最悪のシナリオにも備える準備をしておくのが危機管理の原則なのだ。

新型コロナ危機管理の原則

■ 専門家の意見が異なる理由

危機のことを英語ではクライシスという。クライシスの語源はギリシャ語の「分離」だ。もともと医学用語であり、回復と死の分岐点を意味していた。判断を誤ると滅亡してしまう局面のことなのだ。その判断で最も大切なことは、最悪の事態をも想定して行動すること。フクシマ原発事故で使われた、想定外だった、という言い訳は危機管理分野では禁句である。

今回の新型コロナウイルス感染症はパンデミックとなった。世界保健機構によってこれが宣言されることが遅れた理由には二つある。それは、パンデミックの定義が曖昧なこと。もう一つはパニックと過剰反応を避けたかったからだ。

パニックの原因は、さまざまな点で専門家の意見がそれぞれ異なることもある。なぜ意見が異なるのか。まず、専門家の専門分野が狭いこと。詳細に把握している分野の狭いサブスペシャリストがほとんどなため、その専門家の専門分野について質問されれば、適切に答えることができることが多いが、ひとたび分野が異なると、間違ったコメントをすることがある。テレビの生番組でのやり取りをそのまま信じるのは危ないのだ。

■　専門家には得意分野別に質問をするべき

コロナウイルス関連で専門分野がどのくらいあるかリストアップしてみる。まず、ウイルス学、臨床感染症学、呼吸器病学、集中治療学、呼吸療法学、病院疫学、感染症集団疫学、感染予防管理学。今回のパンデミックではさらに、医療政策学、医療リスク管理学、薬理学、遺伝子工学、臨床試験デザイン学。なども必要だ。ざっと挙げても１０領域以上もあるのだ。

コロナウイルス関連の分野を全て知り尽くしている人間はいない。専門家も人間だからだ。例えば、コロナウイルス患者の標準的な診断と治療を聞くには、臨床感染症学に詳しい医師に聞くとよい。ＩＣＵでの具体的な治療管理については、呼吸器病学や集中治療学、呼吸療法学の専門家に尋ねるとよい。地域や国内、世界全体では、感染症集団疫学の専門家の助言を得るべきなのだ。テレビでは司会が重要な役割を持つ。ある専門家に専門分野がズレた質問をしてはいけない。

しかし、専門分野が適合した場合でも必ず正しい答えが得られるとは限らない。なぜなら、新型コロナウイルス感染拡大では、もうひとつ問題があるからだ。それは、このウイルスの特徴が完全に把握されていないこと。なるほど、ウイルスの構造についてはかなり早い段階で、遺伝子構造がわかり、ＰＣＲ検査の開発も比較的早かった。しかし、その臨床的および疫学的特徴についてはまだ未知の部分が大きい。このことも、意見が分かれる理由だ。

■　世界の30～80％の人々が感染する

危機管理で最も大切なことは、最悪の事態をも想定して行動することだ、と述べた。パンデミックの場合、世界全体での発想が求められる。そのことを科学的に最も信頼できる方法で提供できるのは、集団感染症疫学の専門家だ。この学問は通常の疫学とは異なり、微分方程式を用いた予測モデルを多用するので、一般の人々だけでなく、医師も理解困難な学問である。著者自身、ハーバード大学の大学院生のときにこの学問の基礎コースを選択して単位を取得したが、微分方程式を勉強しなおすのに苦労した思い出がある。

ハーバード大学での私の恩師の集団感染症疫学の専門家によると、今回のパンデミックの予測は、世界の人々のうち30〜80％が感染するだろうということだ。この予測は1月の時点ですでに発表されていた。単純計算では、77億人のうち最悪50億人が感染することになる。平均致死率1％なので、5000万人が死亡する恐れがある。

日本国内でこのままこのシナリオを適用すると、最悪1億人が感染し、100万人が死亡する恐れがある。これが短期間に集中すると医療システムが崩壊する。これはICUのベッドが不足することを意味する。死者のほとんどが高齢者と持病持ちの人々となる。危機管理はまずこの最悪シナリオをも想定して準備をすべきなのだ。しかしこの数値はあくまでも最大値。予防手段に取り組むことができれば、世界がパンデミックとなっても、国によっては抑え込みに成功できる可能性はある。

新型コロナウイルス対策ではエビデンスを重視せよ

■ コロナ対策のエビデンス

今回、世界保健機構のパンデミック宣言を行うタイミングが遅れたことは否めない。しかし、世界保健機構は世界で最も質の高い専門家とのネットワークとの議論をベースに政策推奨を行っている。そのための最も多くのデータを集めて分析している。新型インフルエンザやSARS、エボラウイルス対策等の経験も最も豊富である。

世界保健機構は各国政府に対してエビデンスに基づく政策を実行するように推奨している。コロナウイルスに対して科学的エビデンスがあるのは実は2つだけだ。1つは積極的感染者診断。すなわち、感染者の早期診断と早期隔離。2つ目はソーシャル・ディスタンシング。これは感染地域の封鎖と社会的距離の拡大だ。残念ながら、クラスター対策のみの戦略には科学的エビデンスは無い。

この両方とも十分に行うことができれば感染を抑え込める。シンガポールが成功例だ。積極的感染者診断を完璧に行った韓国と台湾は、今のところ厳格なロックダウンを免れている。欧米ではこれができなかったので、感染が蔓延し、死者を多数出した国ではロックダウンに追い込まれた。世界保健機構の推奨を無視したツケは大きい。

■世界経済への影響

ロックダウンした国はその後に死者数を減らす効果をみたが、経済的ダメージは大きい。しかもロックダウンを解除するとまた感染が拡大する。なぜなら地球上のどこかでエピセンターが形成されているので移入ケースを防ぐことができないからだ。なので、ロックダウンは長期化せざるをえなくなる。

ロックダウンのみの戦略では、ワクチンが開発されるまで最低でも1年半かかるので、その間、ロックダウンをやったり緩めたりをするしかないことになる。すでに世界中の経済が深刻な影響を受けているが、中でもロックダウンを繰り返さざるをえない欧米の経済は壊滅的な打撃を受けるだろう。

では、韓国と台湾はどうか。積極的感染者診断を完璧に行い、それに基づき感染者と濃厚接触者のみを隔離している。そこでは学校や会社も普通に開いており自由を謳歌している。英国エコノミスト誌は、2020年のGDP予測では欧米と日本は大幅なマイナスになるだろうと予測している。リーマンショックを超えるコロナショックが広がっているのだ。

■積極的感染者診断の経済利点

アメリカが死亡者数で中国を抜き、医療現場は凄まじい地獄図を描かされていた、4月前半に、中国の武漢はロックダウンを解除した。隣国の韓国方式を学び、積極的感染者診断を完璧に行う体制を整えたのだろう。英国エコノミスト誌（4月4日号64ページ）の今年の中国のGDP予測中央値は、なんとプラス3％成長と出たのだ。韓国と台湾も経済成長する可能性が高い。

ワクチン開発までの1年半ロックダウンを繰り返す国の経済は破綻し、積極的感染者診断をした国が経済成長する。コロナとの闘いでは、感染による死者を減らすだけでなく、経済的破綻による病気や死者の増加も予防しないといけないのだ。

積極的感染者診断では抗体検査も導入されつつある。これも利用して、コロナ感染の全容を把握し、その封じ込めに成功すべきである。日本は、積極的感染者診断もソーシャル・ディスタンシングも中途半端。日本独自の戦略に固執し、隣国での成功例を取り入れなかった。こんな事態に政府批判はするな、という声もある。しかし、我々にとっては国民の命と経済の両方が大切なのだ。エビデンスの無い政策を放置してこれ以上死者を増やしてはならない。

医の倫理からコロナウイルス感染対応ケースを考える

■ 中国での医師のケース

新型コロナウイルスに対する各国政府の対応をみると、医のプロフェッショナリズムに反する点を露呈させたといえる。医のプロフェッショナリズムとは医の倫理的行動規範のこと。医師だけでなく、医療システム、つまり医師を認可して指導する立場の政府にも医の倫理は適用されるのだ。

まず、中国。今回のCOVID-19感染アウトブレイクの初期段階において、武漢市の病院医師が、ある感染症が流行しているらしいとの情報を仲間の医師グループに提供した。原因不明の致死的感染症がアウトブレイクを起こしていることに対して、迅速な情報を提供することは、患者や人々のためになる。医のプロフェッショナリズムには患者や人々のために行動すべきという原理がある。

しかし、倫理的に正しい警鐘を鳴らしていたことに対して、その医師は当局から弾圧を受けた。これは人権尊重にも反しており、隠蔽行為でもある。結局この眼科医、李文亮医師は、その感染症で死亡した。

■日本での医師のケース

コロナウイルス感染に対する日本の初動はチャーター機とクルーズ船への対応だった。チャーター機への対応が成功した政府は、クルーズ船ダイヤモンドプリンセス号への対応の困難さを過小評価した。感染予防の知識の乏しい少人数の人々が船を管理して、検疫後も船内での感染者を増やしてしまった。感染防御を徹底していなかったことを示すかのように、複数の検疫官と厚労省職員も自ら感染したのだ。

このクルーズ船内での感染管理に不備があることを感染症専門の岩田健太郎医師が、現場で指摘したが、受け入れられなかったために、これをYouTubeビデオとして告発した。医のプロフェッショナリズムの2つ目の原理には、患者や人々への危害を避ける、こととある。英語でDo No Harmという。　患者に健康被害をもたらす状況を放置してはならない。つまり、岩田医師の指摘を無視した政府担当者は医の倫理に反していたといえる。

医療安全でヒエラルキーは弊害だ。災害救助隊員として船内に入った1人の医師の意見を無視したのはヒエラルキーがあったからだ。

今回のビデオのタイトルがセンセーショナルであったことから、厚労省関係の医師たちからも批判されたが、告発された内容そのものはおおむね事実であった。船内の乗客や乗員への感染リスクを最小限にする対策を取っていなかったことを反省し、それを改善する最大限の努力を行うべきであろう。医の倫理での正当性は、患者のために行動したかどうかで判断されるのだ。

■ 日本での患者のケース

医師には医の倫理規範があり、医師を含む医療システムをコントロールする政府にも医の倫理を守らなければならない。それでは患者や普通の人々はどうかというと、やはり倫理規範がある。他人に健康被害を与えてはいけない。これは第3の原理であり、患者だけでなく誰にでも適用される。

今回の新型コロナウイルス感染のテレビ報道で注目された日本人「ウイルスばらまき男」の行動についてみてみる。この男性は、2020年3月4日に新型コロナウイルスへの感染したことがわかった直後「ウイルスをばらまいてやる」と家族に話し、パブを訪れ、ソファーで女性従業員と接近し、カラオケを歌って帰ったという。一部始終が防犯カメラに撮られていたのでこの行動が全国に報道された。

接客した従業員は感染しなかったが、この男性が帰った後に、男性が座っていたソファーで化粧をした従業員が後に感染し発症した。男性はその後、死亡したと伝えられた。亡くなられた男性のご冥福をお祈りする。しかし、危険な伝染病であることがわかっていて感染リスクを高めるような行動をとるのは反倫理的である。今後の新型コロナウイルス感染の周辺状況では、このような倫理ケースを見つけて、原理と照らし合わせて考えてみると倫理学への理解が深まると思う。

第2章　新型コロナの臨床

本章では、新型コロナの臨床の特徴を述べる。臨床診断エラーの要因は、肺炎の症状で捕まえようとしていたからだが、次に挙げる意外な特徴もある。

1　2～40％で下痢を認める。
2　感染様式として、飛沫感染と接触感染だけでなく、エアロゾール感染も疑われている。
3　新型コロナウイルス感染者では無症状が多いことがわかってきたが、無症状者からの感染が起こる。
4　約半数で嗅覚が消失する。
5　新型コロナが原因の病気がある；神経系、心血管系、眼の病気である。
6　コロナ感染の初期症状が軽くても軽症とはいえない。高齢者のコロナ感染は全員高リスクである。

症状が出る前の感染者も積極的に見つけ出して隔離をしていく戦略を取らない限り、この感染症を封じ込めることはできない。

この感染症の症状の特徴と検査の限界、感染しないために個人ができることについて述べる。新型コロナウイルスに感染しない方法として、飛沫と接触による感染を避けるだけでなく、換気をよくすることによって、エアロゾール感染を避けることを挙げる。

新型コロナウイルスの弱点にも触れる。感染症疫学の重要な指標である基本再生産数を解説し、実効再生産数を下げることの重要性を解説する。個人ができる感染対策と将来の希望についても述べる。

肺炎だけではないＣＯＶＩＤの臨床像

■ 当初疑われた臨床像は肺炎のみ

COVID-１９は、SARS-CoV-２による２０１９年に見つかった病気、という意味だ。２０２０年に入り世界に広がり、世界保健機構によりパンデミック宣言となった。感染者と死者を大量に出し、まさに現代のペストになっている。カミュの小説「ペスト」が今やベストセラーになっている。人々がペスト蔓延のときにどう行動したかを読み取ることは新型コロナが蔓延する現代人の我々にとって大きな示唆を与えてくれている。

ＳＡＲＳとは、２００２年から２００３年にアジアとカナダで流行した、コロナウイルスによる重症急性呼吸器症候群。今回の新型コロナウイルスはこの２００２年のコロナウイルスと遺伝子配列が似ている。日本を代表するウイルス学者である根路銘国昭氏は、今回の新型コロナウイルスはＳＡＲＳコロナウイルスにかなり似ており、とても新型とは言えないとも指摘している。

とはいえ、今回の新型コロナウイルス、SARS-CoV-2は、原因不明の重症肺炎の病原体としてまず報告された。そのため中国では、咳、発熱、呼吸困難の3大症状を患者診断症状として用い、このような症状を持つ患者に対してPCR検査を行っていた。しかし、2020年4月に検証研究データが発表され実際の感染者数は報告数の4~5倍にも上っていたことが示唆された。診断エラーの要因は、肺炎の症状のみで捕まえようとしていたからだ。

■2~40%で下痢を認める

新型コロナウイルスの呼吸器以外の症状について見てみよう。まず注目すべきは消化器症状だ。アメリカのデータでは2~40%の患者さんで認められている。初期症状が下痢のケースも多い。消化器症状をきたす機序はまだ明らかではない。仮説には、消化管粘膜に感染すること、自律神経異常をきたすこと、あるいは、体の中のサイトカインの産生が増加すること、などが含まれる。

既に患者の便の中からこのウイルスのＲＮＡが検出されている。ケースによっては大量に排泄されていた。感染様式として、飛沫感染と接触感染、エアロゾール感染だけでなく、糞便経口感染も疑われているのだ。今回の新型コロナウイルス感染者では無症状が多いことがわかってきたが、無症状者からの糞便経口感染が起こることになると、これは始末が悪い。例えば、料理人が感染していると、料理を介して多くの客に感染させてしまう恐れがあるからだ。

例として、ウイルスではないが糞便経口感染をきたすものに腸チフス菌の歴史的ケースを示す。発熱、下痢、皮疹などをきたす重篤な細菌感染症だ。１９０１年ニューヨーク市マンハッタンのレストランに勤務していたメアリー・マロンさんはこの菌に感染していたが、本人には症状がなく、普通に料理を担当していた。結果的に約５０人もの腸チフス患者が発生したのである。

■約半数で嗅覚が消失

次に特徴的なのは急性の嗅覚低下だ。イタリアの症例シリーズでは５３％もの患者で嗅覚低下またはそれによる味覚低下があった。流行地域で、原因不明で急性発症の嗅覚低下が特に若い人たちで認められる場合には新型コロナウイルス感染症を疑うべきという意見も多い。著者も賛成だ。

新型コロナウイルスに感染したある女性の頭部ＭＲＩ画像所見では、両側の嗅神経が頭蓋底と呼ばれる骨の板を通過するトンネル部分（嗅裂と呼ぶ）で、神経の炎症とそれによる閉塞がみられた。もちろん、一般的な風邪症候群でも嗅覚の低下はしばしば認められる。また、この１例の所見のみでは断言はできない。

しかし、患者さんの自覚症状を過小評価してはならない。最近の動物実験で分かったことは、コロナウイルスは動物の嗅神経や嗅球（嗅神経の根本にあるふくらんだ部分）を介して脳の中に侵入し、神経細胞にダメージをもたらすことが判明しているからだ。脳神経のうち、嗅神経と視神経は厳密な意味では末梢神経ではなく，中枢神経の突起である。嗅神経に直接の障害をきたしていること自体が、既に中枢神経系に障害を与えているともいえるのだ。

こんな病気、新型コロナが原因のことあり

■ 神経系の病気

COVID-19の患者さんは、咳や呼吸困難などの呼吸器症状だけでなく、下痢や嗅覚異常を自覚することがあることを、前項で示した。今回はその他の症状。まずは神経の病気である。心血管系の病気には、心筋炎、心膜炎、下肢深部静脈血栓症、肺塞栓症がある。

脳梗塞と脳出血は、急に脱力やしびれ、構音障害、嚥下障害などをきたす。脳炎の患者さんは、発熱、頭痛、意識障害、けいれんを呈する。ギランバレー症候群では急性の多発神経炎で、脱力や感覚異常をみる。発熱や咳が無いケースも多いので、神経系の病気ではCOVID-19の見逃しが多い。

これらの疾患は急性期病院の救急室では日常よくみられるものだ。しかし、これらの疾患も、コロナ感染でみられることがわかっている。パンデミックの場合、これらの疾患はコロナ感染

が原因となっている可能性が大きくなるので、これらの患者さんでは初療時にＰＣＲ検査を行うべきだ。急性期を過ぎていた場合、抗体検査を行うとよい。

■ 心血管系の病気

次に心血管系の病気だ。COVID-19は、急性心筋梗塞を起こすこともある。心血管系の病気には、心筋炎、心膜炎、下肢深部静脈血栓症、肺塞栓症がある。脳梗塞もそうであるが、全身に血栓をつくりやすくなるので、冠動脈に血栓ができると、心筋梗塞になるのだ。

心筋梗塞や心筋炎では、不整脈や心不全をきたすことがあり、死亡率を高める。心筋梗塞だけでなく、心筋炎や心膜炎、肺塞栓症では、胸痛を感じることが多い。神経疾患同様に、発熱や咳が無いケースも多いので、心血管系の病気ではCOVID-19の見逃しが多い。パンデミックでの胸痛患者さんでは、COVID-19が関連する疾患を考慮すべきだ。

また、もともと慢性心疾患がある患者さんで新型コロナウイルスに感染すると、心不全をきたしやすい。心不全の増悪だ。このような患者さんでも、COVID-19の可能性を考えて、必要な検査を行うべきである。神経や心血管の疾患でもし感染者を見逃すと、医療者が感染し、その医療者から別の患者に感染させるリスクが高い。

■ 眼の病気

最後に、ノーマークのことが多い疾患を挙げる。それは眼科疾患だ。COVID-19は結膜炎もおこす。中国の患者さんのデータでは、COVID-19全患者のうち、約３０％で眼科疾患を合併していた。この感染症を初期に報告し、当局に処分され、その後この感染症で死亡されたリー医師も眼科医だ。

結膜の充血や涙眼ではCOVID-19結膜炎も考慮すべきだ。この場合、涙の成分中に新型コロナウイルスが大量に存在していることがある。涙を触れた手指は直ちに手洗いをすべきである。結膜炎と思ったら、眼帯をして、近くの眼科に電話で相談するとよい。連絡せずに直接医療機関を受診することは謹むとよい。院内感染予防のためであり、皆のためなのだ。

コロナ感染の初期症状が軽くても軽症とはいえない理由

■ 小児でのコロナ感染症

新型コロナ感染症は様々なグループで異なる特徴がある。まず子供や若い人たち。一般的に症状は軽いか、無症状のことが多い。中国のデータからこのことが広く知れ渡ったため、子供や若い人たちは、自分たちが感染しても症状は軽いか無症状なので、感染しても平気なのだ、と思っている人もいる。

しかし、中国から欧米に感染が拡大するにつれて、ウイルスは進化した。欧米型バリアント・コロナウイルスは致死率が高く毒性が強い。しかも若い人たちで非典型的なケースが多いことが明らかになった。例えば、３０歳代で大きな脳梗塞を起こして入院した男性で、後になってコロナ感染が脳梗塞の原因であったことがわかったケース。

また、乳児における感染で、川崎病とトキシック中毒症候群を合わせたような重篤なケースが欧米で報告されている。川崎病は皮膚、粘膜、冠動脈などの全身に炎症を起こす病気。トキシック中毒症候群は、特別な細菌の毒素によって起こる皮膚や内臓の炎症で、血圧低下をきたす。このウイルス感染症の全体像はまだ明らかになっていない。パンデミックしながら変異を続けており、凶暴化することが可能なのだ。

■ 高齢者のコロナ感染は全員高リスク

高齢者では要注意だ。このウイルス感染症の重症化の因子のうちで最強である。50歳未満と比べて50歳以上から死亡率が高くなり、60代、70代、そして80代と年齢が高くなるにつれて急激に死亡率が高くなる。もともと高齢者の肺炎は、症状があまり出ないことが特徴である。発熱、咳、痰が無いことはよくある。転倒や意識障害、不穏などで発見されて、コロナの肺炎だというケースは多い。

最近、厚労省が、軽症者で自宅療養で注意すべき症状として13項目を発表した。唇のチアノーゼや呼吸困難などだ。しかし、これらの症状はすでに重い症状なのである。軽症または重症などというのは、もともと患者の病気が最終的にどうなったかによって決まるものであり、ほとんどの場合、初期症状は全員軽いのだ。突然に血管が裂けるような大動脈解離等と比べて、感染症では秒単位や分単位で軽症か重症かを区別することはできない。重症になるのも数時間や数日かけて徐々に悪化するのだ。

初期症状の時点では、ある患者が最終的に軽症で済むのかあるいは重症まで進むのかは確実にはわからない。でもある程度は予測することができる。このような場合、リスク評価をすればよいのであり、これまで多数の患者データが国内外から発表されている。簡単に言うと高齢者または基礎疾患を持つ人々だ。このような患者さんは早期受診を促し、早期診断をして、症状が軽くても医療モニタリング可能な宿泊施設で医師が管理すべきである。もちろん、高齢者にはＰＣＲ検査の適用も拡大すべきである。

■ 無症状の感染者

新型コロナのデータが蓄積されるに従って、無症状または症状の軽い感染者からも多くの人々に感染させることが明らかになってきた。このような人々は基本的に元気なので、フィットネスジムや屋形船やライブハウスに出かけることができる。むしろスーパースプレッダー*になるような感染者は無症状または症状の軽い感染者のことがあるのだ。

＊ スーパースプレッダー：10人以上への感染拡大の感染源となった患者がスーパースプレッダーと定義されている。

無症状または症状の軽い感染者を検査の適用から除外するような戦略ではこのようなケースの多くを見逃してしまうことになる。症状の軽い人であっても1週間は自宅安静にしなさいと言うのだから検査しなくても同じだ、と言う意見はもっともであるが、それは行動経済学的にはナイーブ主義*だ。症状の軽い感染者は1週間自宅の個室にこもって絶対安静にすることはほとんどない。

＊ ナイーブ主義：人間は言われたとおりに行動するものと盲目的に信じる主義

ウイルス量を調べる研究によると、症状がある感染者と、症状が出る前の時期の感染者と、症状が無い感染者でほぼ同じ量が確認されている。もちろん、咳やくしゃみがある感染者の方が感染力がより強いと考えられる。しかし、クルーズ船ダイヤモンドプリンセス号のデータからも無症状者からの感染が示唆されていた。現時点までのデータでは、感染成立総数のうち、１０～４４％は症状がない感染者または症状が出る前の時期の感染者から感染していると考えられている。

この事実は、症状が出る前の感染者も積極的に見つけ出して隔離をしていく戦略を取らない限りこの感染症を封じ込めることはできないことを意味する。世界の国々はその方向で動いているが、日本の動きは遅い。クルーズ船のデータが手元にあったのにもかかわらず、だ。これまでの戦略が妥当ではなかったことを素直に認めて、新たな戦略を採用すべきだったとのアカウンタビリティー（説明責任を超える責任を負うこと）が今求められているのだ。

新型コロナウイルスに感染しない方法：基礎編

■ 実際の感染者は少なくとも12倍以上

新型コロナウイルス感染が世界に広がっているが、この感染症では軽症や無症状が多い。世界のほとんどの国では、接触者や渡航者でなければ、そのような人々は検査対象とされていない。希望者全員検査対象的な全数検査を行なっている韓国や中国の一部地域は例外だ。感染症疫学専門家は、実際の感染者は報告数の少なくとも約3倍はいるだろう、と。ダイヤモンドプリンセス号のデータでも約4倍は無症状であった。

この感染症の症状発症率と検査の限界を考慮すると、WHOが公式に発表している感染者数に、3かける4、つまり12の係数を掛けて考えるべきだ。しかし、世界人口77億人からすると感染者はまだ数%だ。まだ封じ込める可能性はある。感染予防が大切だ。

■感染しないために個人ができること

コロナウイルスから自分自身を守るために個人がすべきことは何か。第一に手洗い。水と石鹸で丁寧に時間をかけて洗うことだ。医師が手技をする前に行う手洗いが参考になる。このような手洗いについてはネット上のビデオなどを参考にされたい。

ウイルスの主な侵入経路は口と鼻。自分の手で顔に触れてはいけない。頻回に手洗いをしても、万が一ウイルスが手に付着していたら、感染するリスクがあるからだ。無意識にでも顔を触ることのないように、自分自身にノーハンド・ルールを課すとよい。

自分自身が咳やクシャミをする恐れがあるときにはマスクをする。サージカルマスクによる咳エチケットだ。このマスクは周りの人々に感染させないようにするためにある。もともと外科医が手術の際に、患者さんに感染させないように開発された。マスクが無いときに、咳やクシャミをするときには、自分の肘で鼻と唇を抑えるようにする。これも咳エチケット。

■　行ってはいけない場所、よい場所

コロナウイルスは子供も大人でも感染させる能力がある。ただ、これほどまでに年齢層で死亡率に差があるウイルス感染症はまれだ。８０才以上の高齢者や、糖尿病などの免疫を抑制させる慢性疾患を持つ人々は、流行期には行動制限したほうがよい。

これまでのコロナウイルス感染ケースを分析すると、クラスター感染例が多く、ある特定の場所と状況で感染者が広がっている。クルーズ船、屋形船、ライブハウス、スポーツジム、教会などだ。これらに共通しているのは、換気の悪い、比較的狭い場所に多数の人々が接近して長時間過ごしていたこと。このような場所は避けるべきだ。病院も危ないので、流行期においては特別な用がなければ受診しないようにする。

その他追加すべき高リスクの場所は、カラオケ、バイキング料理店、居酒屋、バー、ナイトクラブだ。どうしてもカラオケを歌いたいときは一人で行く。逆にリスクが低いのは、公園や海岸などでの散歩。流行期には、自宅内で読書や映画鑑賞だけやっていると運動不足となる。１人または２~３人で散歩しながら思索するのも良いだろう。

新型コロナウイルスに感染しない方法：上級編

■ エアロゾール感染を避ける

飛沫感染予防策については前述したので、今回は飛沫以外の感染対策について述べる。これについては、アメリカの「COVID-19媒介物報告書」の概要が２０２０年3月１１日に公表された。新型コロナウイルスは、特殊な環境中であれば、ある程度の時間存在し続けることができると報告した。空気中に漂うことができるエアロゾールには3時間、プラスチックの表面には3日間も滞留することが判明したのだ。

この新型コロナウイルスの環境中でのしぶとさは、旧型コロナウイルスであるＳＡＲＳコロナウイルスとほぼ同じであることがわかった。ＳＡＲＳコロナウイルスは、病院内でアウトブレイクを起こし、患者さんや医療従事者を感染させ、致死率１０％で多数の死亡者を出した。新型コロナウイルスも、すでに多数の医師を感染させ死亡させている。病院が危ないので、不要不急な面会や受診は避けたほうがよい。もし感染者の部屋に入るなら、Ｎ９５マスク、フェイスシールド、キャップ、ガウン、手袋で完全個人防護をしないといけない。

SARSやCOVID-19が病院内でアウトブレイクを起こす理由の一つは、エアロゾール感染だ。飛沫感染のみであれば、患者さんにマスクをしてもらい、2メートル以上の距離を置いておけば感染のリスクはほぼ無い。しかし、病院ではエアロゾールが発生する手技が多い。人工呼吸器を装着中であれば、一定の時間間隔で、チューブで喀痰を吸引してあげる必要がある。その際などにエアロゾールが発生し、これが二次感染の運び屋になりうるのだ。

■接触感染を避ける

新型コロナウイルスは接触感染もかなり起こす。このウイルスが、プラスチックやステンレスの表面に、3日間というかなりの時間も存在し続けることもわかったからだ。ウイルスを指で触り、その指で鼻や口、眼を触るとこれらの粘膜から感染するのだ。

プラスチックやステンレスは世の中のいたるところにある。感染した人が触れてウイルスが付着している可能性については、不特定多数の人々が触れるものが特に危険性が高い。コンビニ内の冷蔵庫のドアの把手、スーパーに置かれたプラスチック製買い物カゴ、出入りの多い建物のドアノブ、駅の切符販売コーナーのタッチスクリーン、小銭、などだ。

接触感染を避けるためには、指でモノに触れたあとは手洗いをすること、そして指で鼻や口、眼などの顔面を触らないこと、が原則である。最も確実なのは、指で直接触れないこと。買い物をする際には、使い捨ての手袋を装着し、現金ではなく、カードやスマホで決済をするとよい。プラスチックのカードを店員さんに渡した際には、カードを店員さんから回収後に洗浄するか、アルコール消毒を行う。

■意外な感染経路とは？

以上、エアロゾールと接触による感染の予防策について述べた。しかしこれで終わりではない。以外な感染経路がある。それは糞便への接触だ。感染者の糞便内にウイルスが排泄されていることは、当初の中国データからも明らかになっていた。

そこで危険な場所は飲食店やモールに設置されているトイレだ。トイレを使うには、トイレのドアの開閉、トイレ使用後に水を流すためのボタンや把手の操作、トイレットペーパーを使うときのステンレスカバーの開閉など、目に見えない感染便との接触のリスクがある。

そのようなトイレを使う場合には、使用後に入念な手洗いをしなければならない。少量の水だけでは不十分だが、大量の水で洗うのなら効果はある。理想的には石鹸と水、それがなければエタノール。万が一、手洗いが無いトイレに入らざるをえない場合には、使い捨て手袋を装着して入るか、手指で操作する際には紙や割り箸を用いることをお勧めする。感染するかしないかは、個々人の行動にかかっているのだ。

新型コロナウイルスの弱点

■ 実効再生産数を下げろ！

新型コロナウイルス感染がパンデミックとなり世界に拡大している。中国からイラン、イタリアをはじめとするヨーロッパ、そしてアメリカ、と広がる中、このウイルスによる感染経路にはある特徴があることがわかった。それは、ある感染者が周りに感染させる人数の個人差が極めて大きいことだ。

感染症疫学の重要な指標に基本再生産数がある。これは、すべての人が感受性を有する集団において1人の感染者が生み出した二次感染者数の平均値をさす。記号ではR0。英国読みでは、アールゼロ、またはアールノート。

R0：1人の感染者が他の人に感染させることができる平均の患者数

COVID-19ケース群について、中国で最初にまとめて発表された論文では、このR0の武漢での値は2．2、ドイツでは2．5であった。この値が1を超えるときには、その集団内で感染が拡大したことになる。

感染症の流行が進行中の集団では、リアルタイムのR値の推定が大切となる。それは実効再生産数、R、アールである。

R＝ある集団のある時刻における、1人の感染者が生み出した二次感染者数の平均値

この数値は集団や場所、時期、公衆衛生学的介入により変化する。これはR0と同様に、1を超えると流行拡大を意味するが、1未満をキープすると感染症の収束が期待できる。Rを1未満にする疫学的政策を早めに特定し、それを他の場所にもタイミング良く応用することが大切となる。

■日本でのCOVID-19の動き

前述したように、新型コロナウイルスの特徴は、感染者が周りに感染させる人数の個人差が極めて大きいことだ。クラスターと呼ばれる集団感染が連鎖して、オーバーシュートと呼ばれる爆発的増加を起こしてしまうリスクがある。その理由は2つある。

1つは、感染経路が明らかではない患者が増加している地域があること。特に東京だ。専門家会議は、これらはまだ局地的かつ小規模に留まっているものの、今後こうした地域が全国に拡大し、クラスターの感染源が分からない感染者が増加していくと、いつかどこかでオーバーシュートが生じ、重症者の増加を起こしかねないとしている。

もう1つは海外の感染拡大傾向だ。中国はすでに海外からの持ち込み対策を開始した。現代日本では完全鎖国は無理なので、ウイルスの侵入圧力を受け続け、大洪水で河川が決壊するように、一気に感染が広がる可能性がある。

■ 個人ができる感染対策と今後の希望

新型コロナウイルスによるクラスター感染やオーバーシュートを防ぐためには、ソーシャル・ディスタンシングが有効であるとの疫学的コンセンサスができた。特に、閉鎖環境での人との会話から距離を置くこと。飛沫、エアロゾール、接触のそれぞれについての感染予防を行うことだ。

このウイルスには致命的な弱点があることも明らかになった。それは湿度と高気温に弱いということだ。湿度50％かつ気温22度にすれば、このウイルスが活動停止することも判明した。ウイルスは定義上、生物ではなく、生死という表現は使えないので、活動停止と表現した。しかし、事実上、ウイルスの環境での自然死をもたらすのが、気候条件なのだ。

実は、高温多湿で滅亡しやすいというコロナウイルスの特徴はSARSコロナウイルスですでに明らかになっていた。SARSは2003年11月に登場しアジアを中心に高い致死率のアウトブレイクを起こしたが、翌年の7月には自然消失した。

沖縄には中国からの直行フライト便が多数あり、多数の中国人が１２月から１月まで往来していたのにもかかわらず、その時期には感染者は出なかった。例のダイヤモンドプリンセス号の客がほぼ全員降りて、１日中沖縄観光をやっていたが、そのときの二次感染は二人のみ。その後の感染者は１人のみであった。以上より、沖縄で新型コロナの感染が少なくとも初期には拡大しなかった理由には、高温多湿の環境もあったと思う。しかし、その後７月からの国内トラベルの増加によって感染が再拡大し市中流行が続いた。気候の変化だけでは収束しないことが判明したのだ。最新のサイエンスツールであるＰＣＲ検査を賢く使うことが感染対策に重要であることが再認識された。次の章ではこの検査にまつわる論争に焦点を当てる。

第3章　ＰＣＲ検査の真実

本章では、まず「みんなのためのＰＣＲ検査戦略」を皮切りに、著者が７万人以上の賛同者を得た戦略を述べる。各方面から批判されていた、第一波での検査体制についても検証する。流行初期や蔓延期にかかわらず、この感染症では症状が軽い人々に対しても検査をすべきであることを示す。また、ＰＣＲ検査の落とし穴を述べる。実際の感染者の数は少なくとも１２倍以上いるので、無症状感染を見つける必要性がある。その基本的知識として、COVID-19感染に対するＰＣＲ検査の感度からＰＣＲ検査精度の真実を解説する。具体例として、東京の医療従事者全員にＰＣＲ検査を実施したときの推定値を示す。さらにCOVID-19感染に対するリアルタイムＲＴ ＰＣＲ検査の感度と特異度について解説する。その上で、この検査を行うべき対象者について考える。さらに鼻咽頭・唾液などの上気道粘液のＲＴ ＰＣＲ検査についての論争に対して根本的に決着をつける考え方について述べる。防疫検査では、上気道中のウイルス量測定がゴールドスタンダードとなるので、感染抑えこみ目的で行う場合には、この検査の感度と特異度の論争をする必要はない。ウイルス検査は、次の３つの集団に対して行うと効果的だ。

1　感染ホットスポット地域に徹底して行う

2　高齢者やハイリスク者を守るために、高齢者施設や医療機関の職員に定期的に行う

3　米国のＮＢＡのように感染リスクが高いが社会的に特別な職業であり、仕事を続けてほしい場合

みんなのためのＰＣＲ検査戦略～７万人以上の賛同者を得た戦略とは～

■　第一波での検査体制

新型コロナウイルスが日本で感染拡大していく要因には検査体制の不備があった。この新たな章では、これまでの検査体制について検証しやるべき検査の体制について提言する。まず、医療機関での診断検査の適応基準に焦点を当てて述べたい。第一波のときの日本では、基本的に症状の強い人か、症状が長期間続く人にＰＣＲ検査が事実上制限されていたため、実際の感染者数はかなり過小に評価されてしまった。検査されない症状の軽い感染者はかなりの数おり、保護・待機（隔離のこと）がなされずに感染が拡大した。結果、感染者が増え、その中から重症者が出てきたのだ。

当初の「新型コロナウイルス感染症（COVID-19）診療の手引き」には、検査の適応を絞るように書かれていた。曝露歴があり（感染者に濃厚接触した人）、発熱や呼吸器症状がある人。原因不明または増悪する肺炎の人。そうでなければ、発熱や呼吸器症状が４日以上続く人などにＰＣＲ検査を行うべき、などだ。その後、この手引きには、「医師が総合的に判断した結果、新型コロナウイルス感染症を疑う」という要件が追加されたが、「実施に関しては保健所へ相談すること」となっており、検査への壁は厚いままだった。

「診療の手引き」の検査の適応を厳格に守り、医療機関からのＰＣＲ検査の相談ケースを断わった保健所に罪はなかった。それでも、なかなか保健所に電話がつながらない、つながっても検査は断られるという実態が、一般の診療所ではあたりまえの話となった。現場の医師は、自身の判断で診断検査が出来ず、多くの医師は「軽症では検査はやらない」と決めてしまった。発熱のない軽い咳、４日未満で自然に下がった発熱、そして嗅覚や味覚低下などの症状の人は検査されない流れとなってしまった。

■目詰まり

新型コロナ第一波で、ＰＣＲ検査が事実上制限されていた日本。「医師が総合的に判断した結果、新型コロナウイルス感染症を疑う」となっているにもかかわらず、医師の判断を「患者を診ていない」保健所の職員が最終決定していた。海外では積極的にＰＣＲ検査を行っているのに、日本ではなぜ検査を受けることができないのか？と社会問題にもなった。

その後、第一波が収束しつつあったときに行われた「振り返り」で、総理や政府の専門家会議の尾身茂氏は、検査の拡充をしたかったが「目詰まり」があった、と述べた。簡単ではないかもしれないが、民間、大学、海外への応援要請など、検体運搬にかかる費用などに国が予算をつけて総動員体制でやれば、検査の拡充はできるはずであり、現在はその方向に進んでいる。

２０２０年４月、厚労省とＬＩＮＥが行ったオンライン調査では、軽症を中心に新型コロナウイルスを疑いうる症状を持つ人は約７％いた。東京の人口の１２００万人中では約８０万人いることになる。キャパシティーが増えて検査が可能になってきた現在、このような症状がある８０万人を対象に、医師による問診や検査を行うとどうなるかを考えてみる。

まず、日本の場合、感染者は社会から悪者扱いされるような文化があると指摘されている。大阪大の調査で、「感染は自業自得だと思う」と答えた日本人の割合は米国人の１０倍もいた。よほど思い当たることがないと自ら検査を希望することはないだろう。また、家族に高齢者がおり、感染が伝播することを心配して受診する人もいるだろう。いずれにしても、患者の軽微な自覚症状を過小評価してはいけないのだ。

■ 症状が弱くても感染確率によって検査をすべき

80万人のなかに感染者が1万人いるとすると、検査前確率は1.25%となる。これでも確率としてはまだ低い。しかし、医師が問診をして感染の疑いが強いと診断した人を対象に検査をすれば、検査前確率が上がり、診断確率が上がる。逆に、検査前確率を問診によって低下させることができれば、診断検査そのものが不要になる。

このような推論で条件付き確率を変化させ、診断確率を調整し、診断パワーがアップする。オンライン診療で可能な問診だけでも、検査前確率をかなり上げることができる。新型コロナウイルス感染症の診断確率を高くする症状には、咳、発熱、呼吸困難、下痢、筋肉痛、嗅覚異常などがある。PCR検査は、診断を目的とする場合には、症状の強さでは無く、検査前確率の高さで判断して行うべきなのだ。

現場の医師の判断を有効活用し、検査前確率を絞りこんでから、新型コロナウイルスのPCR検査のように特異度（非感染者を陰性と正しく診断する確率）の高い検査で陽性となれば、検査後確率が高くなる。医師の問診によって検査前確率の高い人を拾い上げ、その人たちを対象に検査をたくさん行うことによって、できるだけ多くの感染者を見つけ出す。ホテルや施設に保護・待機していただく。その人々の濃厚接触者を追跡する。それが、感染拡大防止につながる。

病院での急性期ケアが済んだ軽症者は、医療管理が可能な専用施設に移すとよい。そのほうが患者さんのＱＯＬも良くなる。患者の爆発的増加に対応するため、ホテルやイベント会場を改造し、専用施設に変換すればよいのだ。海外で成功した専用施設には「鍵と機能」があった。３つの鍵は、迅速設置、巨大スケール、低コスト。５つの機能は、待機、トリアージ、基本的医療、頻回モニタリングと迅速な患者搬送、基本的な社会生活の環境設置だ。

医師も知らないPCR検査の落とし穴

■見逃された想定外の特質

新型コロナウイルス感染症は新興感染症である。これはインフルエンザのような、似たような感染症と同じだろうと思って対応すると危ない。想定外の特質を見逃し、致命的なエラーをきたす。新興というのは未知と同意語なのだ。この点で最も重要な想定外は、新型コロナでは無症状感染者がかなり多く、しかもその人々から感染伝播することだ。

有力な医学誌「BMJ（イギリス医師会雑誌）」の報告によると、中国で行われた新型コロナウイルスPCR検査で陽性と確認された比較的若年の人々166人のうち、実に5人に4人にあたる78％（130件）が、明確な症状を示さなかった。また、乗船者の平均年齢が高いダイヤモンド・プリンセス号のデータでも、約半数もの無症状者がいた。まとめると、対象となる集団の年齢分布によって、無症状者は感染者の少なくとも10分の1から最大で10分の8も占めると考えられるようになっている。

しかも、無症状者からも他の人々に感染させることがわかった。後になって症状が出てくる人々も、発症前に感染が伝播していた。このような潜伏性の感染伝播によりウイルスが全国に散布され、あちこちで集団感染が発生した。このような状況では、一定のクラスターが見逃され、そこから指数関数的に広がったのだ。

■感染者の数は少なくとも12倍以上

もともとこの感染症では、症状があっても、弱い症状の人が約4分の3もいることがわかっている。感染者は強い症状の人の約4倍だ。仮にPCR検査の感度（感染者を陽性と正しく判定できる確率）を70％程度、すなわち約3分の2とすると、偽陰性（感染しているのに、陰性と判定され見逃されること）が約3分の1になるので、感染者は検査で陽性となった人の約1.5倍いることになる。

そのうえ、前述したように無症状者を含めた全症状者の最低約2倍は感染者がいることを考慮すると、現在顕在化している陽性感染者数の1.5（偽陰性による見逃し）×4（症状が弱くて検査されない人）×2（無症状）＝12倍は感染者がいると考えるべきなのだ。ここで、症状が弱くて検査されないと書いたが、実際に日本の感染症関連学会はそのようなガイドラインを出していたのだ。

症状の弱い感染者や無症状の感染者は普通に動ける。仕事にも行けるのだ。かくして、感染が拡大していくことになる。新型コロナウイルスのこのように巧妙な特質により多くの人に感染が伝播した。日本でもこれだけ増えると非典型例もみられた。脳梗塞や急性心筋梗塞で救急入院した患者を治療してみたら、その後肺炎が明らかになったのでPCR検査をすると陽性だった、という例が国内でも出たのだ。

■　無症状感染をみつける方法

日常診療に携わっている著者も、初診外来では特に注意しながら診察しているが、流行期に新たに受診する患者さんのうち、誰が新型コロナウイルスの感染者かわからない。症状ベース戦略の限界だ。流行地では、もはや誰が感染しているかわからないという前提で、対策をとるべきことに著者は気づいた。無症状感染をみつける方法を取るべきだと。

それはスクリーニング検査だ。しかし通常は、検査前確率が低い集団にスクリーニング的に行っても意味はない、とされる。スクリーニングとは無症状者対象の検査を意味する。それをすると偽陽性と偽陰性が増える恐れがあるからだ。例えば、東京の人口１２００万人中に１万２０００人感染者がいるという中で、ランダムサンプリング（無作為抽出）的に検査するとそうなるのだ。

新型コロナに対するＰＣＲ検査はどうか。この検査はウイルスの中心にあるＲＮＡと呼ばれる核酸を検出する検査だ。一般的な検査の特徴でいうと、感度と特異度は高い。しかし、この検査の感度と特異度はよくない、という検査精度不良論がウイルス以上にこの国には急速に蔓延した。その理由は、患者教育に熱心な医師達がソーシャルメディアなどで検査精度不良と強調し過ぎたためと考えられる。では、この検査の精度は本当のところどうなっているのか、についての考察を次項に行うこととする。

PCR 検査精度の真実

■ COVID-19 感染に対するＰＣＲ検査の感度

新型コロナに対するＰＣＲ検査は、新型コロナウイルスの中心部分にあるＲＮＡと呼ばれる核酸を検出する検査である。ＲＮＡをＤＮＡに転写して、ＤＮＡを何度も増幅して微量のＲＮＡでも検出することが可能になる。増幅するのにポリメラーゼ酵素反応を連鎖的に何度も使うので、ポリメラーゼ・チェーン・リアクション（polymerase chain reaction）の頭文字をとり、ＰＣＲ検査と呼ぶ。また、ＲＮＡをＤＮＡに転写することを逆転写と呼ぶ。逆転写を英語ではリバース・トランスクリプション（reverse transcription polymerase chain reaction：RT-PCR）なので、ＲＴ ＰＣＲ検査とも呼ばれる。

検査精度を評価するには、真の感染を正しく陽性と判定できる割合を示す「感度」と、非感染を正しく陰性と判定できる割合を示す「特異度」を使う。鼻咽頭や唾液を使った新型コロナのＰＣＲ検査の感度は６０～７０％程度である。真の感染とは、からだのどこかの細胞のなかで増殖していることであり、肺の細胞のこともあり、腸や腎臓、血管の細胞のこともある。鼻咽頭や唾液にウイルスが存在していなくても、からだの奥のどこかの細胞の中にいて悪さをすればCOVID-19感染を意味しているので鼻咽頭や唾液を使った検査ではわからないことがあるのだ。

検査陽性者数を感染者数で割ると感度が算出される。このように、感度を計算するには最終的にコロナ感染症であることが判明した感染者数で、この検査の結果が陽性だった数を振り返ってカウントし、割り算をすればよい。COVID-19感染に対する感度は60～70％なので、残りの30～40％の人は感染しているのに「陰性」と判定されるので、これを「偽陰性」と呼ぶ。

■ COVID-19感染に対するPCR検査の特異度

コロナ感染に対するPCR検査の感度は60～70％であるが、検査で大切なのは特異度だ。特異度が低いと偽陽性が出てしまう。ここで、注意すべきは、新型コロナ感染の回復期に患者検体からウイルスRNAを検出したときのPCR検査陽性は、偽陽性とは呼ばないこと。この場合は、感染回復期の陽性反応とみなす。では実際のデータで特異度を推定してみる。7月5日の段階で岩手県ではPCR検査の件数は1009件で陽性者0人。この岩手県のデータから特異度は100%だ。最近のニュージーランドでは7万2千件連続検査で陽性者0人で、この間のデータでは特異度100%となる。

いったん封じ込めに成功した武漢でも大規模PCR検査が行われた。そのときのデータでは、657万人に189人が陽性者であった。仮に、陽性者が全て偽陽性であったとすると、偽陽性率は0.00287%となり、100%からこの数値を引くと特異度99.997%となる。99と99.997には大きな違いがある。

ここで「仮に」と述べたが、パンデミックの中で189人全て偽陽性とはありえないことだ。しかし、あえてここでは100歩譲って、特異度99.997%であると仮定するとどうなるかみてみる。流行地での医療従事者へのスクリーニング検査を行う例で次に示したい。

■東京の医療従事者に検査するとどうなる

特異度９９.９９７％と、前述の感度の値７０％と合わせて、東京の医療従事者約４０万人に検査を行うものとする。この４０万人のうち４００人（０.１％）が新型コロナウイルスにその時点で感染しているとする。今の東京ならこの数値の状況はありえる。検査対象者が属する集団が感染している平均的な確率を「検査前確率（事前確率）」と呼び、ここでは０.１％となる。

東京の医療従事者全員にＰＣＲ検査を実施したときの推定値を下記表に示す。すると、間違って陽性と判定してしまう非感染者が、１２人（３９万９６００人×０.００２８７）となる。陽性の検査結果が出た人たちのうち、実際に感染している人の割合を「陽性的中率」という。これを計算すると２８０人÷（２８０人＋１２人）×１００なので、９５.８９０％となる。

	COVID-19 感染あり	COVID-19 感染なし	
PCR 検査陽性	280	12	陽性的中率 = 280/280 + 12 = 0.95890
PCR 検査陰性	120	399,588	陰性的中率 = 399,588/120 + 399,588 = 0.99969978
	400	399,600	400,000
	↑ 感度 280/400 =0.7	↑ 特異度 399,588/399,600 =0.99997	

（徳田安春・筆）

陽性と判定した人の中で本当に感染している人は、100人のうち95～96人となる。あえて100歩譲って、特異度99.997%であると仮定しても「偽陽性」の人が最大でも12人しか出ないことになる。隔離対象となる292人のうち真の感染者の280人は、病院に出勤せずに保護待機となり、この人々からの患者への感染伝播は完全に阻止できる。

もちろんそれでも偽陰性は120人でるので、検査を毎週行うなどのように回数を増やすとよい。2回行うと感度は91%に上昇することがわかっているからである。さて、今回の例では「仮に」特異度99.997%としたが、いったん感染の抑え込みに成功してその地域での新規感染者が減ると、この検査の特異度がさらに上昇することがわかっている。

発生数が少ない地域でＰＣＲ検査をすると特異度は１００％

■　プライマーの長さと特異性

特異度は、感染していない人で検査が陰性となる割合である。特異度が高いと偽陽性の割合が低くなるので、非感染者を感染者とみなす割合が減り防疫には特に有用である。前項では、データからみた特異度の最低値９９．９９７％に基づいて防疫検査を行った場合について述べた。今回は、新型コロナウイルスのリアルタイムＲＴ ＰＣＲ検査の特異度が、実は検査の操作からみてほぼ１００％であることを論じる。著者自身も４月の時点では特異度は９９％程度かと思っていたのだから、反省の意味も込めて論じたい。

ＰＣＲ検査の増幅連鎖反応をスタートする際、プライマーと呼ばれる鋳型核酸物質のペアを用いる。これが結合しなければ連鎖反応はスタートしない。十分な長さを持つプライマーは配列する塩基が長いので特異性が極めて高くなり、新型コロナウイルスＲＮＡ以外の核酸物質に結合することはない。

一般的にＰＣＲ検査の至適プライマーの長さは18-22塩基。実際、今回議論している新型コロナウイルスＰＣＲ検査の場合はキットによって異なるが101-393塩基配列となっている。一般的なＰＣＲ検査の塩基配列の長さの約１０倍である。一般的なＰＣＲ検査はもともと特異性の高い検査であるが、新型コロナに対する検査キットのプライマーの特異性は極めて高くなるように開発されているのだ。

■極まれな偽陽性の3パターン

ＰＣＲ検査の特異度は極めて高いことが検査の原理からみるとわかったと思う。では、ごくまれではあるが、新型コロナウイルスに感染していなくても検査が陽性になることがある。それは下記の３パターンである。

１　感染でなくとも、エアロゾールとして空中を浮遊しているコロナウイルスがたまたま検査対象者に吸われて鼻腔に張り付いていたものを採取すること。

2　感染でなくとも、検査対象者の周囲環境にコロナウイルス（あるいはその残骸）が存在していて、それに対象者がたまたま手で触れて、それで鼻を触ったのが検出されてしまうこと。

3　検体を扱う検査者が、誤って他の陽性者の検体で汚染させてしまうこと。

これらが起きる場面を想像してみてほしい。可能性は極めて低いのだ。岩手県のように、このウイルス感染者がゼロ、または感染者がほとんど出ていないニュージーランドのようなセッティングで行うと、上記の3つともに起こることはなくなる。環境中の新型コロナウイルスの迷入はないし、他人のウイルスによる汚染もない。すなわち、特異度は100％となるのだ。

■ いまだに特異度99％とする主張はもはやデマ

メディアでは別のパターンで偽陽性と間違って報道されることがある。感染回復期に死骸した無活性の死骸ウイルスの遺伝子を検出することだ。これは偽陽性とはいわないのであって、「感染」回復期をみているので、やはり感染があったことを示すものだ。これは偽陽性ではなく、新型コロナ感染の自然経過なのだ。

パンデミックの状況で大規模検査を行うときの推計ではほぼ特異度１００％であった。この値を用いると、事前確率がどんな値であっても、陽性的中率（事後確率）は１００％となる。特異度がほぼ１００％であれば、陽性的中率はほぼ１００％なのだ。

しかし、厚労省の高級官僚や政府の分科会専門家は、いまだにこの検査の特異度は９９％と紹介している。それは明らかに誤りであり、故意にやっているとしたらもうデマゴーグである。円周率を３．１４の近似値とするならわかるが、いまだに３であると主張するようなものだ。子供でもおかしいと思うだろう。

イスラエル人の歴史学者ハラリは、新型コロナのパンデミックにおいて人類に最も脅威を与えているのはデマ情報だと述べた。デマを発している人の見抜き方として、ハラリはウイルスとは何か、そしてどのような構造をしているのかを聞いてみればすぐ分かると言った。日本のＰＣＲ論争においては、いまだに特異度９９％などと言っている人はデマを流しているとみなし、誤りを訂正させた方がよいだろう。

PCR検査の検査前（事前）確率

■検査の受けるべき人とは？

これまでSARS-CoV-2に対するリアルタイムRT PCR検査の感度と特異度について詳細に考察した。本項は、この検査を行うべき対象者について考える。2020年7月に発表された政府分科会での対象者別の検査適応分類は下記だ。

（1）有症状者
（2）無症状者＋事前確率が高い
（3）無症状者＋事前確率が低い

このうち、（1）については、もともと政府や感染症関連学会は「軽症の人は検査必要なし」としていた。我々が出した提言に従い、今、有症状者は全員検査を受けるべきと政府も述べている。おかげで、現在の検査適応は改善している。

■事前確率を低いとの決めつけはいけない

世界の専門家も最初は日本政府と同じ間違いを犯していた。しかし、封じ込めを目指すべきことを理解し、我々と同じ意見に転換したときには、方針転換についての説明をした。米ＮＩＨのファウチー先生は正直に誤りを認めた。謙遜の徳を持つリーダーは信頼できる。

では、（2）無症状者＋事前確率が高い、はどうか。これは明らかな濃厚接触歴のある人を指す。これについても、当初政府は、無症状の人は検査は必要なしとの方針であった。今はこれらの人も検査を受けるべきと政府も述べている。これもあって、現在は検査適応は改善しているのだ。

さて、今回の議論は（3）だ。この表現での、「事前確率が低い」は正確ではない。正確には、（3）無症状者＋事前確率が不明、とすべきだ。なぜなら、検査対象は一人一人の人間だ。パンデミックの中、国内での市中流行中では我々はどこで感染してもおかしくない。

■パンデミックでは事前確率はわからない

例えば、「岩手県はこれまで陽性者がほぼゼロだから、岩手県内にいる人は事前確率がみな低い」とはいえない。同様に、「宮城県での抗体検査での抗体陽性率は低かったから宮城県内にいる人はみな事前確率が低い」とはいえない。

東京から飛行機や新幹線を使えば、その日でどこにでも行ける。夜、歌舞伎町の接客を受け、翌朝に新幹線で岩手県や宮城県に移動した人の事前確率は低くない。移動自由な日本では、感染の事前確率は一人一人異なるのであり、事前確率は低いと決めつけることはできない。

これは、人々の行動歴を完全に聞き出さないとわからないのだ。問診で濃厚接触歴があれば、無症状の人の事前確率は高いとはいえる。しかし、聞き出しても正直に答えるとは限らない。本人が気づかない間に感染者と濃厚接触していることもあり得る。今回の新型コロナのようなパンデミックの場合、事前確率が低いとは言えない。それがパンデミックなのだ。

感度・特異度論争の終焉

■ 感染力または伝播力の測定が目的

本項では、鼻咽頭・唾液などの上気道粘液のRT PCR検査についての論争に対して根本的に決着をつける考え方について述べたい。感染抑えこみ目的で行う場合には、この検査の感度と特異度の論争をする必要はない理由があるのだ。この考え方は、新型コロナPCR検査における、天動説に対する地動説を唱えたコペルニクス的転回といえる。

全員の検査対象分類のうち、（3）無症状者＋事前確率が不明、についての検査についての考えだ。その場合の検査は元々診断目的ではない。感染拡大を阻止するための防疫目的となるのだ。防疫のためのスクリーニング検査では、伝播を予防するための待機がリアルタイムに必要かの判断のための検査となる。

検査目的は、検査対象者が「感染している」かどうかではなく、「感染力」または「伝播力」

があるかどうかを特定することだ。例えば、病院や高齢者施設に出入りして病弱な人々に接触する人は、その人自身が若くて基礎疾患が無く重症化のリスクが無くても、感染伝播することで死亡者が出る恐れがある。このような人々に対する検査だ。

■ 上気道中のウイルス量測定がゴールドスタンダードとなる

無症状者の臨床的特徴は何か。それは咳をしないので痰も出ない。しかし、前述したとおり、新型コロナの想定外の特徴は、無症状者から全感染のうち４割もの頻度で伝播すること。この場合、感染伝播は発声やキス、飲料の回し飲みによる。そのときの「感染力」や「伝播力」のリスクを判断する方法は鼻咽頭・唾液などの上気道中のウイルス量または排泄量しかない。

これをリアルタイムに測定する方法は何か?それは、生物学的にはウイルス培養であるが、それは特別な研究室でしかできない。しかし、我々には便利なツールがある。鼻咽頭・唾液などの上気道中の RT PCR 検査だ。これが防疫検査でのゴールドスタンダード検査となる。感染回復期にはウイルス遺伝物質を検出するので、その場合には感染力無しとなるが、感染直後を捉えることができるので、防疫としての接触者追跡には使えるのだ。

この防疫目的に限定する場合、「体の中のどこかの細胞内にSARS-CoV-2が増殖して、臓器障害をもたらしている」というCOVID-19感染はゴールドスタンダードではなくなる。検査精度を測る感度・特異度はもともとゴールドスタンダード検査との比較である。これで「感度特異度論争」はもう終焉を迎えたのだ。

■毎日検査することで感染伝播をゼロにするNBA

私がこのことに気づいたのは、Nature Medicine誌に掲載されていたある論文を読んだときだった。それは下記リンクの論文。この中で、**Figure 1a**をみてほしい。感染力の強さを山で示しているが、これは気道内ウイルス量であるとしている。

JAMAインタビューでのハーバード大MGH感染症科医Walensky先生の冒頭の発言も同様意見だ。https://youtu.be/aGbv5QQV6MI

Figure 1a

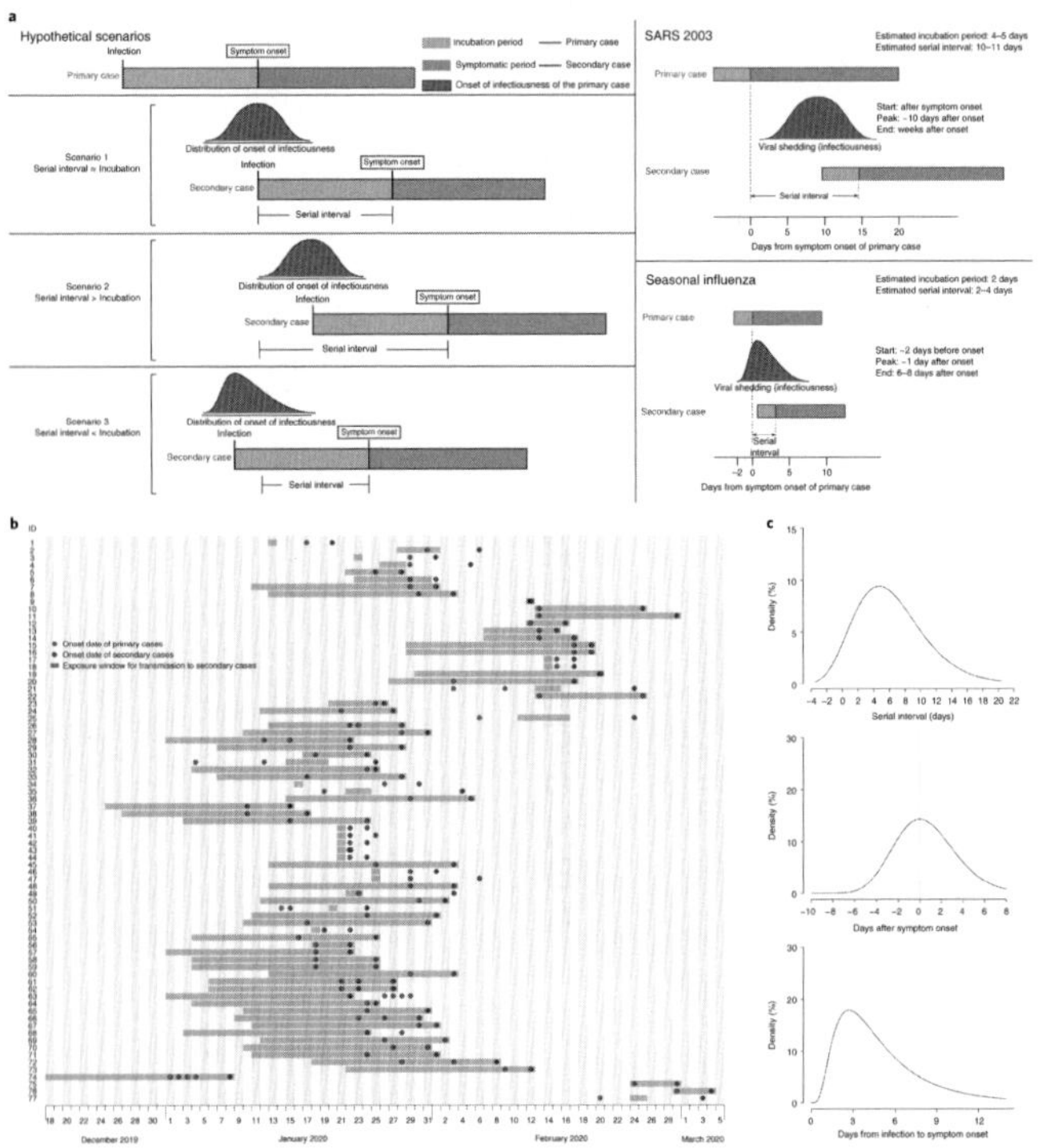

Fig. 1 | Transmission of infectious diseases. a, Schematic of the relation between different time periods in the transmission of infectious disease. **b**, Human-to-human transmission pairs of SAR-CoV-2 virus (*N* = 77). We assumed a maximum exposure window of 21 days prior to symptom onset of the secondary cases. Detailed information on the transmission pairs and the source of information is summarized in Supplementary Tables 2 and 3. **c**, Estimated serial interval distribution (top), inferred infectiousness profile (middle) and assumed incubation period (bottom) of COVID-19.

COVID-19. We showed substantial transmission potential before symptom onset. Of note, most cases were isolated after symptom onset, preventing some post-symptomatic transmission. Even higher proportions of presymptomatic transmission of 48% and 62% have been estimated for Singapore and Tianjin, where active case finding was implemented[7]. Places with active case finding would tend to have a higher proportion of presymptomatic transmission, mainly due to quick quarantine of close contacts and isolation, thus reducing the probability of secondary spread later on in the course of illness. In a rapidly expanding epidemic wherein contact tracing/quarantine and perhaps even isolation are no longer feasible, or in locations where cases are not isolated outside the

https://www.nature.com/articles/s41591-020-0869-5
Xi He, et al. Temporal dynamics in viral shedding and transmissibility of COVID-19. Nature Medicine. 2020; 26: 672-675.

このうち、0：49頃のトークで、PCR検査の感度について語っている。防疫目的の検査はコロナ感染の診断検査ではなく、伝播力の測定を目的と述べているので、リアルタイムの感度は100％としている。

今ではもう、プール式またはバッチ式＊による大規模PCR検査を安く速く行う方法も世界で採用されており、パンデミックにおいては、事前確率によらない検査適応が世界の科学コミュニティーではコンセンサスとなっている。

＊プール式は、1人分を1検体として検査するのではなく、例えば、5人分をまとめて試験管に入れ、検査効率が高まる方式。バッチ検査は、異なる人々の綿棒をまとめてプラスチック製のチューブに入れて、一度に分析する。

米食品医薬局も承認した。最近発表された、ハーバード大疫学グループらのモデルでは検査の頻度を多くすることが防疫には有効としている。

上記論文のＰＤＦの**Figure 1C**をみてほしい。

全米プロバスケットボールＮＢＡの選手はフロリダのディズニーバブルに集結し、そこで毎日ＰＣＲ検査を受けて、プレーをしている。このＮＢＡ方式について、米国立衛生研究所内のアレルギー感染症研究所所長で米政府タスクフォースメンバー・アンソニー・ファウチ先生が絶賛した。その理由は、毎日検査することで感染伝播をゼロにすることができるからだ。

Figure 1C

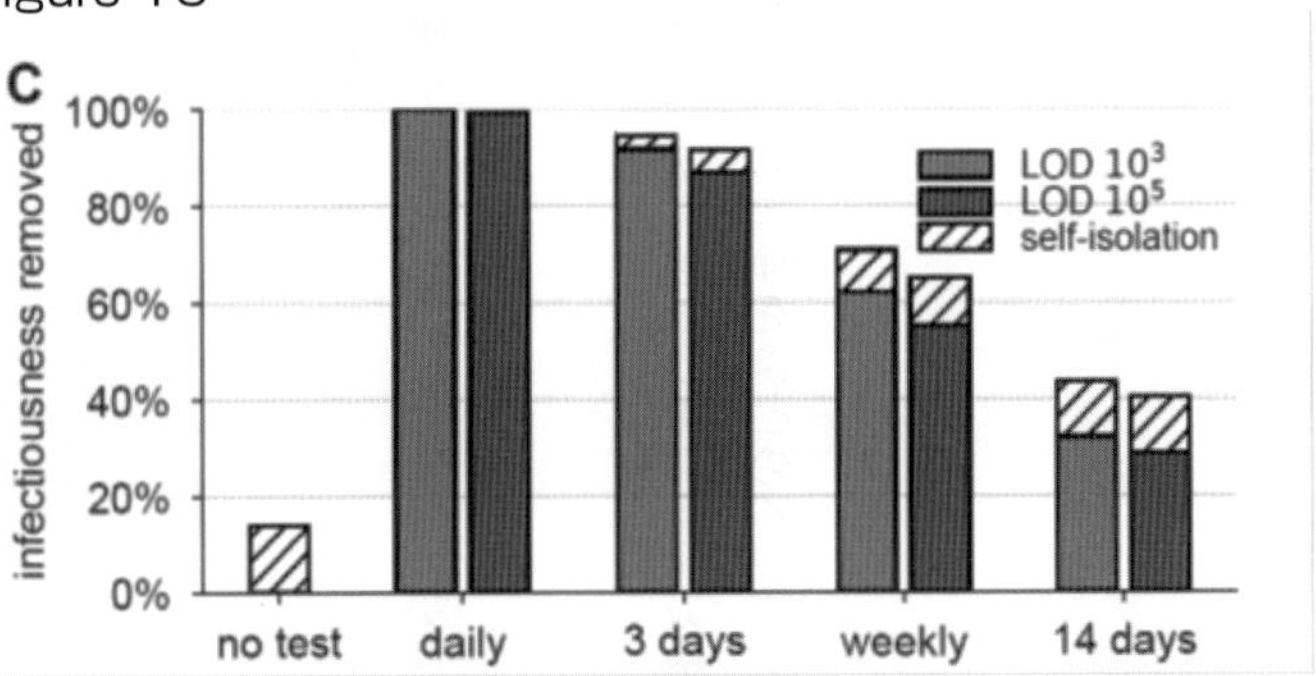

※　縦軸：除去可能な感染力。横軸：検査の頻度（間隔）。LOD＝ウイルス検出感度（数値が小さいほど感度は高い）。Self-isolation＝自覚症状による自己隔離のみ
引用元：Test sensitivity is secondary to frequency and turnaround time for COVID-19 surveillance. Larremore DB et al. 2020. https://www.medrxiv.org/content/10.1101/2020.06.22.20136309v3

ＰＣＲ検査・追跡・待機でＲ＜１をめざせ

■検査による追跡隔離をしないリスクは大きい

新型コロナでは症状発症前あるいは無症状の人たちからかなりの感染伝播が起こることがわかっている。症状がある人は１週間外出自粛せよ、と医師がいっても、残念ながら守ることができる人はあまりいない。家族に高齢者がいる場合は簡単に家族内感染伝播している。職場でも上司に職場内感染伝播している。これらの理由により、新型コロナでの症状ベースの戦略は破綻する。感染封じ込めが必要であり、このまま対策をしない戦略は、ブラジルやスウェーデンがとっているが、多数の死者を出しているのだ。アジアとオセアニア諸国を見てみると、インドネシアとフィリピン、日本以外の国々の多くは封じ込めに成功している。経済力や技術力が高く、医療システムが整備されている日本でできないことではない。成功している国は大規模ＰＣＲ検査による追跡・隔離を行っている。

■第1の検査対象集団

感染症流行が進行中の地域では、リアルタイムの実効再生産数であるＲの値が大切と第2章で述べた。これは、ある地域のリアルタイムの二次感染者産生数で、1人の感染者が生み出す二次感染者数の平均値とみてよい。これは1を超えると流行拡大を意味するが、1未満をキープすると感染症を抑え込むことができる。Ｒが最も大きい地域でそれを1未満にする疫学介入を早めに行うことが大切だ。Ｒを下げることができる最も強力な介入はロックダウン（日本では法的にロックダウンはできないので自粛要請）である。しかし、4～6月の外出自粛・営業自粛の副作用は大きかった。社会経済活動を止めることは、想像を絶するダメージがあり、健康にもよくない。それでは、Ｒを下げる他の方法はないのか？

不思議なことであるが、Ｒ＜1となると自然に消えていくのだ。次項の図をみるとわかるように、たった2人の隔離によりＲが2から1になることがわかる。

全員隔離までできなくてもＲ＜1とするための隔離で十分に封じ込めはできる。隔離を少し押し進めることでＲ＜1となり、感染を抑え込むことができる。これを行うのにＰＣＲ検

隔離がどのように感染拡大を防ぐか

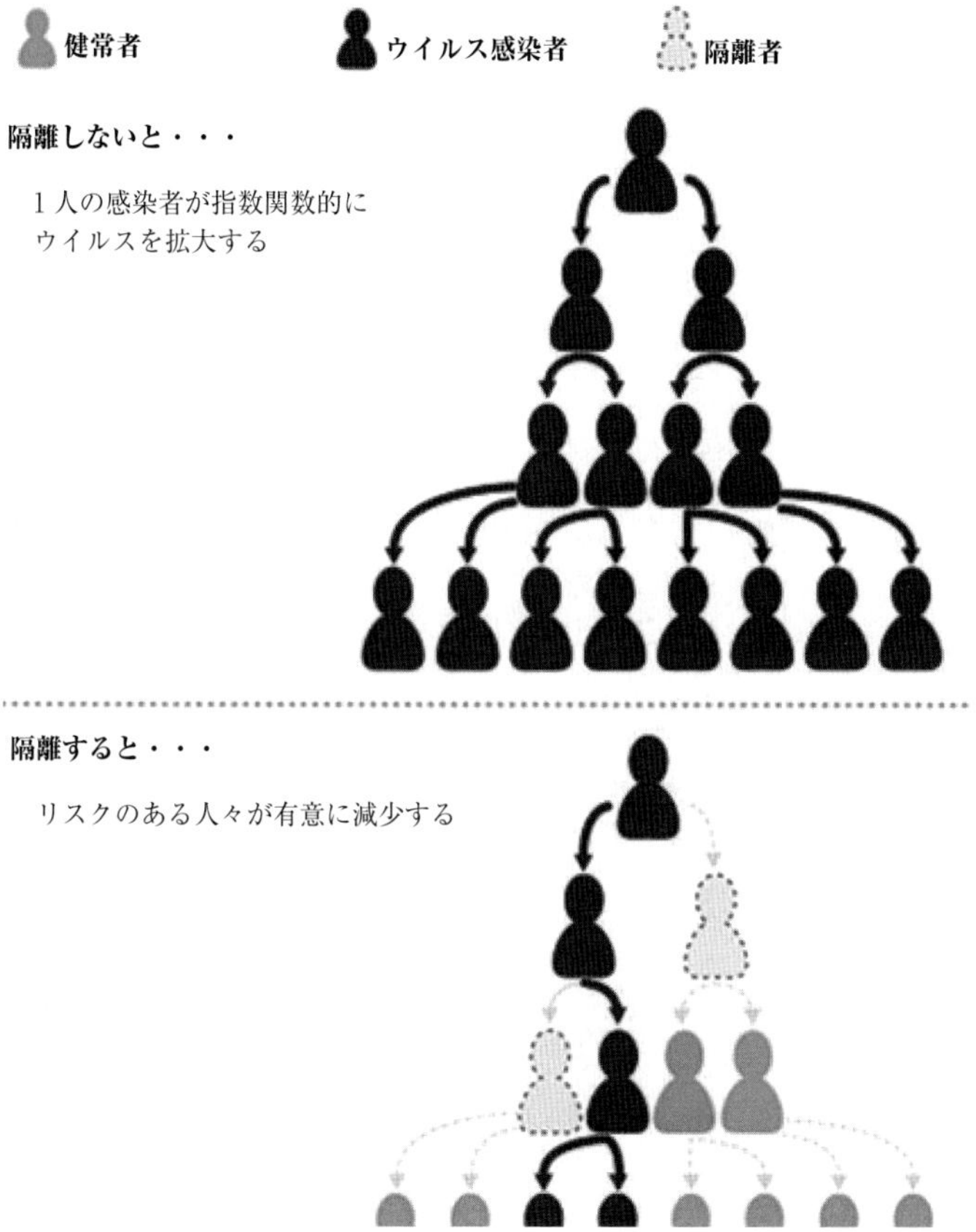
健常者
ウイルス感染者
隔離者
隔離しないと・・・
1 人の感染者が指数関数的に
ウイルスを拡大する
隔離すると・・・
リスクのある人々が有意に減少する

査を使うことだ。

現時点の日本では、3つの集団に対して行うと効果的だ。まず、第1に、感染拡大地域にもっと徹底して行うべきである。歌舞伎町のRをモニタリングしながらR<1まで検査を徹底的に行う。感染伝播力のある人を50%見つけて隔離するだけで理論上はRを50%低下させることができる。

流行期には、東京の歌舞伎町などのホットスポットにおけるRはかなり高くなっていたことがわかっている。そこで大規模検査を何回かやればよい。感染力を50%低下させる検査・隔離を2回やると「2分の1」×「2分の1」で「4分の1」となりRを1にまで下げることが可能になる。このペースを守れば、完全な「封じ込め」はできるのだ。PCR検査の偽陰性による漏れは「COVID-19感染者」であり、「感染力を持つ人々」ではリアルタイムの漏れはない。PCR検査がゴールドスタンダード検査と考えるとリアルタイムの感度は100%となる。

感染拡大地域では、症状がある人にはもちろん早めの発熱外来への受診を呼びかけるとともに、夜の街では徹底した感染予防策をさせる。また、感染が発生した店などは休業補償をして、店を一定期間閉鎖して、従業員も一定期間自宅隔離させる。これらに加えて攻めのＰＣＲ検査を繰り返して、自然に感染が終息するのが期待できる。残念ながら、検査・追跡・隔離なしでは収束はしない。それは７月の現状をみればわかる。現在、政府は「封じ込め」を目的にＰＣＲ検査を行っているのかどうかも明確ではない。リーダーシップの不在だ。このため、国民に対するメッセージも曖昧で、コロナを怖がる人と、軽視する人の分断も起こってしまった。

■第2の検査対象集団

第２の対象は、高齢者やハイリスク者を守るために、高齢者施設や医療機関の職員だ。これらに徹底してＰＣＲ検査をすべきである。新型コロナ感染症は、総人口で見ると致死割合はそれほど高くはないが、高齢者や基礎疾患がある人たちの致死割合は非常に高く、その人たちにとって殺人ウイルスとなる。また、高齢者隔離戦略は、イギリスやスウェーデンで実施されたが、市中で感染伝播を受けた職員が施設内にウイルスを持ち込み効果がなかった。高齢者や施設従事者、医療従事者、高齢者のいる家庭の人たちに、感染拡大地域に行かないよう徹底して呼びかけるのも大切ではあるが、上記の感染拡大地域で流行が蔓延すると、どこかでかならず感染者が出てくる。

感染封じ込め戦略は防疫検査ベース戦略なので、診断検査と異なり、偽陰性・偽陽性の概念は消失する。防疫検査では唾液や咽頭内に存在するウイルスを見つけるPCRがゴールドスタンダード検査となる。2020年2〜5月の日本での検査は、症状のある人で重症の人に限定していた。実は、この夏以降の東京は、不十分ではあるが、戦略の大きな方向転換を行なっている。この戦略転換について全くアナウンスしていないが、新宿の区長たちの活動によって軽症や無症状の人たちが積極的に防疫検査を受けるようになっている。東京の多くの病院ではすでに入院時患者全員に防疫検査を行っており、検査の適応は拡大している。今後は、施設職員、そして感染ハイリスク職業の人、などと徐々に広げていけばよい。

■第3の検査対象集団

NBA選手のような感染リスクが高いが社会的に特別な職業であり、仕事を続けてほしい場合だ。日本では、大相撲、サッカー、野球選手、音楽、演劇関係などのプロの人々だ。甲子園は中止になったが、プロ選手はシーズンを中止にすると、収入が無くなり、国民的な人を集める職業人が消失する危険性がある。このような集団に対しての具体的提言は、相撲取りのような重症化リスクの高い人たちはほぼ毎日などの頻回検査、その他の職業人は1週間に一度程度でよいと思う。感染しても重症化するリスクに応じて、検査頻度を増やせばよい。

■医療崩壊理論は本末転倒

ところで、積極的に防疫的なPCR検査を無症状者にもたくさんやると、医療崩壊するからやめろ、という論調がいまだに多いが、それは本末転倒であり、木を見て森を見ずの視点だ。隔離施設の確保を大規模に行って、検査・追跡・隔離を行わない限り、感染者は増加し、結局は重症者が入院するため、医療現場はひっ迫する。中国、ヨーロッパ、アメリカの例がそれを示している。5～6月の間に隔離施設の確保をしなかったリーダーたちの失策を挽回するため、今からでも総力を挙げて確保すればよい。

■「GO TO トラベル」

政府によって、東京都が7月になり「GO TO トラベル」から除外された。政治的な理由もあるかもしれない。しかし、感染が拡大している局面では、地域や対象者の除外はやむを得ない。5～6月の間に封じ込めを徹底しておけば、このキャンペーンもできたはずだ。なぜこれができなかったかについての検証こそすべきである。東京の対象集団での封じ込めを行う徹底さが不足していたのは、リーダーシップの欠如が主因であり、戦略変更を正直に都民に伝えなかったことが戦略遂行の失敗の最大要因と考える。

もともと「GO TO トラベル」は観光業の人たちを救済するのが目的である。この業界は取扱高が前年比98％減という状況が続いており、26兆円もの市場、300万人近い雇用が失われる危機に瀕している。経済的打撃により、コロナより多い死者が出る可能性があるため、感染拡大阻止と救済を両立させる必要がある。与えられるべき緊急処方箋は直接救済だ。

パンデミックは災害であり、被害者を直接に救済すべきである。法律的にもそのような手続きを導入して救済することだ。その間に感染を封じ込めば、台湾を含むアジア諸国が再開できているように観光も再開できる。封じ込めの無い観光再開は無い、とみなすべきなのである。

第4章　新型コロナの歴史とサイエンス

本章では、大局的歴史的にウイルス感染について考察する。麻疹やコロナの起源もコウモリが保有するウイルスだったことが推定されている。

ウイルスは核酸とタンパク質から構成される物質で、細胞を植民地化するものであり、細胞外では無生物だが、細胞内では生物と捉えられている。脂肪の膜が弱点のコロナウイルスは、熱と湿気、そして紫外線に弱い。

ウイルスの起源についての仮説も紹介する。数十万年前に地球に登場したホモサピエンス、すなわち人間が、ウイルスの存在に気付いて、ラテン語で毒を意味する「ウイルス」と名付けたのは19世紀末であった。世界史を大きく変えた感染症には、天然痘、チフス、ペスト、インフルエンザ、などがあるが、このうちペスト以外は全てウイルスだ。

今回のCOVID-19は、人間を滅ぼすことにはならないが、いくつかの国家が重篤な被害を受け、地政学的バランスを大きく変化させるだろう。

感染力からみた新型コロナウイルス

■ 感染力最強のウイルスは？

新型コロナウイルスの感染力の強さが注目されている。新型コロナウイルスなどの呼吸器系ウイルスは、接触による感染も起こすが、主に飛沫感染をきたす。感染経路のスタートは、人々の咳やくしゃみに乗って出てくる飛沫とともに吹き出されること。それが近くの人々の鼻や口、眼に到達して感染する。

また、飛沫の水分が乾燥して直径5マイクロメートル以下の粒子になると、その中に含まれるウイルスは空気中で数時間は活動し感染させることができる。これをエアロゾール感染と呼び、密閉空間では集団感染を起こすことができる。

ウイルスの感染力について論じるとき、最も感染力の強い麻疹《はしか》ウイルスについて話さないわけにはいかない。麻疹ウイルスの感染力はかなり強力だ。1人の感染者が他の人に感染させることができる平均の患者数をR0（アール・ゼロ）と呼ぶ。このR0で比較してみると、麻疹は12から18人、天然痘は6から7人、インフルエンザは2から3人である。今のところ、新型コロナウィルスは2から3程度と考えられている。

■ 麻疹やコロナの起源もコウモリ

麻疹ウイルスは牛疫ウイルスから進化して生まれた。きっかけは牧畜だ。約1万年前から人類は農業を導入し、牧畜を取り入れた。この頃、人間と牛が集団で密接に生活するようになり、牛から人間に牛疫が感染し麻疹となった。麻疹は子供が感染すると多くは自然治癒するが、大人が感染すると重い肺炎をきたし死亡することもある。昔、アメリカ大陸の植民地化の際には、欧米人が麻疹を持ち込んだために、多くの原住民が死亡したと考えられている。

実は、麻疹ウイルスの先祖であるこの牛疫ウイルスの先祖は、コウモリが保有するウイルスだったことが推定されている。新型コロナウイルスは、SARSコロナウイルスと同じベータコロナウイルス属に分類され、学術論文ではSARS-CoV-2と記載されるようになった。その遺伝子もＳＡＲＳコロナウイルス遺伝子と相同性は約８０％と高く、その起源となる動物もコウモリだろうと考えられている。

空を飛べる哺乳類であるコウモリは、多くの殺人ウイルスの起源となる動物ということになる。麻疹ウイルスとSARS-CoV、SARS-CoV-2だけではない。致死率最強といわれるエボラウイルスの起源もコウモリなのだ。しかもこれらの殺人ウイルスは、コウモリの体内ではおとなしくしており、基本的にコウモリは無症状である。SARS-CoV-2はコウモリから別の動物に感染してからヒトに感染したと考えられているが、まだその中間動物は特定されていない。

■脂肪の膜が弱点のコロナ

話をウイルスの感染力に戻す。ウイルスによっては、その周りに脂肪の膜（エンベロープ・英語で封筒の意味）を持つ。新型コロナウイルスもそうだが、一般に、エンベロープを持つウイルスは、熱と湿気、そして紫外線に弱い。5月や8月に日本での感染が一時的に収束しつつあったのは気候の影響だろう。いまだに謎の多いＳＡＲＳウイルスも２００３年7月の夏には消失していた。

新型コロナウイルスの活動性は高温で半減する。６０度なら数秒、３７度なら数分、２０度なら数時間で活動が完全に失われる。また、太陽からの紫外線でも不活化される。ただ、紫外線で不活化されたウイルスは、細胞に侵入する能力はまだ保持しているものがある。もし多数の不活化ウイルスが単一細胞内に侵入することができた場合、ウイルス同士の助け合いが起こり、再び生き返ることがある。このため、紫外線で不活化されたウイルスはワクチンとして認められていないのだ。

コロナウィルスの消毒にはアルコールが勧められているが、その理由は脂肪の膜はアルコールに弱いから。一方、エンベロープを持たないノロウイルスは、タンパク質の殻に包まれているＲＮＡウイルスだ。アルコール消毒では失活しないため、長い間活動性を維持できる。アルコールでも洗剤でも胃酸でも死滅しない。次亜塩素酸ソーダでやっと消毒できる。

ウイルスは生物でもあり無生物でもある

■ウイルスの基本構造

COVID-19の原因病原体は新型コロナウイルスである。この病原体の由来について議論がある。陰謀論者は、中国またはアメリカの生物兵器研究所で人工ウイルスだ、としている。Natureなどの一流科学誌は、これが人工的に造られたウイルスである証拠は無い、という。今後、中立的な研究グループが武漢に派遣されて、このウイルスの起源を調査することになるからそれまでは結論は出せない。

ところで、そもそもウイルスとは何か？　ここでは、このようなビッグピクチャー（全体像的）的設問で考えてみたい。結論から述べると、核酸とタンパク質から構成される物質であり、細胞を植民地化するものだ。ウイルスは牛の口蹄疫や植物のタバコモザイク病の病原体として19世紀末に初めて発見された。ラテン語で毒を意味する「ウイルス」と名付けられた。

ウイルスの基本的な構造は、遺伝情報（ゲノム）を持つ核酸と、それを格納するタンパク質の殻《から》である。核酸がＤＮＡの場合はＤＮＡウイルス、ＲＮＡの場合はＲＮＡウイルスと呼ばれる。新型コロナウイルスはＲＮＡウイルス。そのゲノムＲＮＡは約3万塩基のつながりでできており、ＲＮＡウイルスの中で最長なのが特徴。ちなみに、ポリオの原因ウイルスのゲノムは約７５００個の塩基からなる1本のＲＮＡにしかすぎない。その意味で、新型コロナウイルスが持つ情報量は膨大なものといえる。

■細胞を植民地化するウイルス

ウイルスの特徴は、独力では増殖することができないことである。ウイルス粒子は、細胞外に存在するとき、単なる物質の塊となる。新型コロナウイルスは、ＳＡＲＳコロナウイルスと同じヒト細胞表面受容体（ＡＣＥ2というタンパク質）を使ってヒトの細胞に吸着し侵入する。細胞外で物質の塊であったウイルスは、このように細胞内に侵入すると、細胞の酵素を有効利用してタンパク質の殻を分解し、内部の核酸を遊出（脱殻）する。

ウイルスの侵入を許した細胞はウイルス植民地と化す。ウィルスの核酸ゲノムは、植民地の支配設計図だ。これに従って、細胞内の酵素はウイルスの核酸やタンパク質を大量に合成させられてしまう。ウイルスを構成するこれらの材料が揃えられ、ウイルス粒子が組み立てられると、その細胞から大量のウイルスが放出していき、また近くの細胞の受容体に結合して植民地化を進める。

ウイルスによっては、その周りに脂質の膜（エンベロープ）を持つ。前述したように、新型コロナウィルスもそうだ。エンベロープを持つウイルスの場合には、ウイルス粒子が放出される際に細胞膜の成分が盗み取られてエンベロープが作られる。植民地自身のために造られた衣装さえも奪って身にまとう。ウイルスは貪欲な支配者といえる。

ウイルスの植民地化能力は凄まじい。細胞に感染すると数時間で数万個もの子供ウイルスを製造する。この植民地化により、周囲の細胞に感染を広げ、数日の間に数百万もの子孫ウイルスが爆発的に複製されるのだ。新型コロナウイルス感染の場合、植民地化された細胞は、味方であるはずの免疫細胞からの攻撃を受けてしまう。免疫細胞はサイトカインというタンパク質からなる細胞毒ミサイルで植民地を誤爆で死滅させられるのだ。

■ 進化するウイルス

ウイルスは基本構造として核酸とタンパク質から構成される物質であり、細胞を植民地化するものと述べた。次のビッグピクチャー設問に移る。ウイルスはそもそも生物なのか?だ。実は、ウイルスの発見以来、これは生物なのか、あるいは無生物なのか、という議論がある。

一般的な生物の定義は、増殖して進化することができるもの、である。この定義を採用すると、ウイルスは細胞外では無生物だが、細胞内では生物といえる。進化はゲノムの突然変異と環境による自然選択からなる。ウイルスの場合、核酸が細胞内で複製される際にコピーミスが起きることがある。これが変異だ。短時間で膨大な数のウイルス集団が生まれてくるので、コピーミスでできた核酸を持った子孫ウイルスが絶えず生まれてくることになる。

短時間で世代交代を繰り返しながら、変異したウイルスがそのウイルス集団の大部分を占めるようになると進化した新種のウイルスが出現することになる。新型コロナウイルスも進化するのは確実だが、毒性の少ない方に進化してほしい。

アリストテレスは生物界と非生物界にはっきりとした境界は存在しないと述べた。その意味で、ウイルスは細胞外では無生物だが、細胞内では生物と捉えることは受け入れられている。

■ ウイルスの起源についての仮説

ウイルスの起源については、オーストラリアの免疫学者マクファーレン・バーネットが1940年代に3つの仮説を提唱した。第1は、ウイルスは細菌などの微生物が退化して生まれたものとする考え。だが、この説はその後ほぼ否定された。現在もなお支持されているのは、第2と第3の説。これらの2つの説についてまず考察してみる。

第2の説は、細菌や動植物などの現在の生物が出現する以前から存在していたとする考えだ。遺伝情報を持つ核酸にはDNAとRNAがある。現在の生物ゲノムの基本構造はDNA。従来の生物学におけるセントラルドグマは、DNAからRNAの遺伝情報が転写され、RNAの情報からタンパク質が翻訳される、というもの。

しかし、ドグマはギリシャ語で信条や偏見を意味する。ドグマはいつかは破られるものだ。我々の存在する宇宙は138億年前にビッグバンで誕生した。地球誕生は46億年前で、DNA生物が出現したのは38億年前。しかし、複雑な構造を持つDNAが突如現れるより前に、シンプルな構造のRNAだけの時代、すなわちRNAワールド、があったことが推測されているのだ。

■ ウイルスは自由を勝ち取った遺伝子？

生物は増殖と進化が必須である。RNAにはリボザイムという酵素機能を持つものもある。これを利用すると、タンパク質無しにRNA自身を複製し、増殖させうるのだ。複製のときにコピーミスを起こし、これがたまたま環境に適応できた場合に進化となる。

現存するウイルスのゲノムにはDNAだけでなく、RNAを持つものもある。ウイルス以外の生物のゲノムは全てDNAであり、ウイルスだけは例外なのだ。新型コロナやエボラ、インフルエンザなど、病原性を持つウイルスのゲノムはRNAの場合も多い。RNAウイルスはRNAワールドの残骸であり、全ての生物の祖先の直系だろう、というのがこの仮説だ。ウイルスの起源を説明する説としてのこの祖先説は必ずしも正しくないかもしれないが、RNAワールドがあった可能性は高いと考えられている。

では、第3の説をみてみよう。実は、この第3の説が現在では有力視されている。細胞のゲノムの一部が細胞から飛び出したものという考え。遺伝子が、タンパク質の殻や脂肪の膜であるエンベロープを身にまとい、自由に飛び回ることができるようになったのがウイルスだろうというもの。白血病などの原因となるレトロウイルスはがん遺伝子を持つ。これにほぼ相当するものが動物のゲノムのなかにも見つかったのがその状況証拠とされている。

■ウイルスの誕生は数十億年前

まとめると、バーネットの第2説では46億年前から38億年前のRNAワールドの時代にウイルスの原型となるRNAが登場したとする。第3の説では、DNA生物が登場する38億年前以降のある時点に、遺伝子の運び屋として登場したというもの。いずれにしてもウイルスの起源は、数十億年前だろうと推測されている。

数十万年前に地球に登場したホモサピエンス、すなわち人間が、ウイルスの存在に気付いて、ラテン語で毒を意味する「ウイルス」と名付けたのは19世紀末。しかし、人間はウイルスについての誤認を繰り返している。その代表例がインフルエンザだ。1918年のスペイン風邪流行の際、当初はインフルエンザ菌が病原体と考えられていた。インフルエンザ菌とは細菌の一種であり、それ以前の1882年にロシア風邪と呼ばれたインフルエンザ流行の際にロシアの研究者が分離した細菌であった。

しかし、実際にはインフルエンザは、インフルエンザウイルスが原因であった。スペイン風邪が流行した際の原因がウイルスであることを1919年に最初に提唱したのは日本人の山内保氏であった。日本でも山内氏はあまり知られていないが、ウイルス研究史で世界的に重要な貢献をした日本人がいたのである。

感染症は歴史を変える

■ 世界史を変えてきた感染症

世界史のターニングポイントとは、歴史の流れが決定的に変わることである。その原因には、しばしば感染症の流行があった。ある国で免疫のない人々の間に病気が流行することによりその国力が弱体化し、ときに滅亡をもたらしていたのだ。

これまで、世界史を大きく変えた感染症には、天然痘、チフス、ペスト、インフルエンザ、などがある。今回のCOVID-19も、国を滅ぼすことまではいかないまでも、いくつかの国家が重篤な被害を受けることで、地政学的バランスを大きく変化させるだろう。

本項は感染症によって、住民の多くが死亡し、国家が滅亡した例についてみてみる。そこでまず取り上げる感染症は天然痘。ヒトからヒトへ空気感染、飛沫感染、接触感染を起こす、天然痘ウイルスによる感染状況だ。

■毒性の強い天然痘によって滅んだアステカ帝国

天然痘の潜伏期間は比較的長く平均１２日間である。症状は倦怠感と発熱に加えて、四肢に同時発生する発疹が特徴的。発疹の性状は、紅斑から始まり、丘疹、水疱、膿疱、落屑と進行し、カサブタ化する。皮膚病変は肺にも同様に起こり、死亡するときは肺障害のことが多い。

致死率はワクチン未接種では３０％であり、COVID-19の致死率約１％と比べると３０倍となるからいかに毒性が強いかがわかる。予防接種の普及により、１９７７年ソマリアでの自然発症例が最後のケースとなり、１９８０年にＷＨＯは天然痘の根絶を宣言した。

それでは、世界史での天然痘の関与はどうだったのかみていく。１６世紀に中米で栄えたアステカ帝国は、スペイン軍の当初の進攻には耐えた。しかし、スペインなどから持ち込まれた天然痘がその後に流行したため多数の人々が死亡した。そして、より少数からなるスペイン軍に滅ぼされたのだった。

■南米インカ帝国が滅んだ原因も天然痘

同じ16世紀、天然痘は南米先住民の間にも流行し、当時栄えていたインカ帝国の多くの人々が死亡した。天然痘流行の影響によって国内が混乱し、インカ帝国は内部分裂が起き、そこにつけ込んだスペイン軍に滅ぼされた。

ヨーロッパ人たちが持ち込んだ感染症は、アステカとインカの両帝国だけでなく、南北アメリカ大陸の免疫のない先住民の間に広まり、コロンブスのアメリカ大陸発見以前の人口の95%が死亡した。北アメリカ大陸のインディオ部族でもっとも栄えたというミシシッピ川周辺部族社会も、感染症で多数が死亡。その後、植民地化される運命をもたらした。

南アフリカでも、ヨーロッパ人が持ち込んだ感染症の流行が18世紀に起こり、南アフリカ先住民部族国家滅亡の最大の原因となった。また同じ頃、オーストラリアでも感染症の大流行によって先住民の人口がかなり減少し、その後のイギリス人の入植を容易にした。太平洋諸島の先住民小国群も感染症流行で弱体化した。これらは数人のヨーロッパ人によって持ち込まれた。1806年にフィジー諸島で流行した感染症の大流行がある。同様の流行は、トンガ諸島やハワイ諸島を始めとする太平洋の島々でも起こっている。

逆のパターンをもたらした感染症もある。熱帯地域に移住するヨーロッパ人の妨げになったのは、マラリアと黄熱だ。アフリカ、インド、東南アジア、ニューギニアなどでは、ヨーロッパ人がそれらの地域を植民地化する上での最大の障害はこれらの感染症だったのだ。

Appendix 1
参考文献

Appendix 2
Highlight

索引

参考文献

■　第１章：新型コロナの危機管理

Tokuda Y, Sakihama T, Aoki M, Taniguchi K, Deshpande GA, Suzuki S, Uda S, Kurokawa K. COVID-19 outbreak on the Diamond Princess Cruise Ship in February 2020. J Gen Fam Med. 2020;21:95-97.

Fauci AS, Lane HC, Redfield RR. Covid-19—navigating the uncharted. N Engl J Med; 2020 ; 382:1268-1269

■　第２章：新型コロナの臨床

COVID TC, Team R. Severe Outcomes Among Patients with Coronavirus Disease 2019 (COVID-19)-United States, February 12-March 16, 2020. MMWR Morb Mortal Wkly Rep. 2020;69:343-346.

Kuniya T, Nakama Y, Tokuda Y. Demand and supply of invasive and noninvasive ventilators at the peak of the COVID-19 outbreak in Okinawa. J Gen Fam Med. 2020;21:98-101.

■ 第３章：PCR 検査の真実

He X, Lau EH, Wu P, Deng X, Wang J, Hao X, Lau YC, Wong JY, Guan Y, Tan X. Temporal dynamics in viral shedding and transmissibility of COVID-19. Nature Medicine. 2020;26:672-675.

Singanayagam A, Patel M, Charlett A, Lopez Bernal J, Saliba V, Ellis J, Ladhani S, Zambon M, Gopal R. Duration of infectiousness and correlation with RT-PCR cycle threshold values in cases of COVID-19, England, January to May 2020. Eurosurveillance. 2020;25:2001483.

Mohammadi A, Esmaeilzadeh E, Li Y, Bosch RJ, Li J. SARS-CoV-2 Detection in different respiratory sites: a systematic review and meta-analysis. EBioMedicine. 2020;0:102903.

Lee Sea. Clinical Course and Molecular Viral Shedding Among Asymptomatic and Symptomatic Patients With SARS-CoV-2 Infection in a Community Treatment Center in the Republic of Korea. JAMA Internal Medicine. 2020.

Larremore DB, Wilder B, Lester E, Shehata S, Burke JM, Hay JA, Tambe M, Mina MJ, Parker R. Test sensitivity is secondary to frequency and turnaround time for COVID-19 surveillance. medRxiv. 2020.

Grassly NC, Kylie et al. Comparison of molecular testing strategies for COVID-19 control: a mathematical modelling study. The Lancet Infectious Diseases. 2020.

■　第４章：新型コロナの歴史とサイエンス

Diamond J. Guns, germs and steel: a short history of everybody for the last 13,000 years: Random House; 2013.

Andersen KG, Rambaut A, Lipkin WI, Holmes EC, Garry RF. The proximal origin of SARS-CoV-2. Nature medicine. 2020;26:450-452.

Highlight

Chapter 1: Risk management for COVID-19 pandemic

With regard to the initial outbreak, the spread of infection on the Diamond Princess was spotlighted across the world. The author together with researchers gathered voluntarily conducted interview surveys for medical workers who performed onboard activities. The following four points have been revealed as the factors of the spread of the infectious disease.

1) Sailors in close contact with people who were initial patients and left the ship in Hong Kong had been allowed to keep on with their work.
2) Contaminated and non-contaminated areas in various places in the ship were not clearly distinguished.
3) Professionals could not fully perform their duties.
4) The command system was incompetent on the ship.

In this chapter, the author begins the discussion for the principle of the risk management for the COVID-19 pandemic. Especially the author insists on valuing an evidence-based approach. Because the lives of citizens and economic activities are both vital, more lives shouldn't be lost anymore by leaving the policy without any evidence. Furthermore, the author shows case reports of COVID-19 pandemic from the viewpoint of medical ethics in the background.

Chapter 2: Clinical medicine of COVID-19

In this chapter, the author describes the unexpected characteristics of clinical medicine of COVID-19. Diagnostic error for COVID-19 has been caused by the approach for symptoms of pneumonia only, however the following symptoms, other than respiratory organs, have been revealed.

1) From two to 40% of COVID-19 patients show diarrhea.
2) As for infection roots, not just droplet infection, contact infection, but also aerosol infection has been suspected.
3) It has become gradually understood that patients with COVID-19 are mostly asymptomatic, however they cause infection.
4) Around one half of patients with COVID-19 loose sense of smell.
5) COVID-19 causes such diseases as nerve system, cardiovascular system and ophthalmology.
6) Even though patients with COVID-19 showcase mild symptoms, they may not be said to be mild; they maybe high risk for all older patients with COVID-19.

Unless a policy is adopted such as finding out positively asymptomatic patients and putting them in quarantine, it isn't possible to contain this infectious disease.

While explaining the incidence of the infectious disease and the limitation of clinical tests, the author points out tips for individuals so as to avoid COVID-19 infection. As for measures to avoid COVID-19 infection, he advices not just to avoid splash and close-contact but also to avoid aerosol infection by improving ventilation.
The author also refers to the weak points of COVID-19, and after making mention of the basic reproduction number as for the important indicator of infectious disease epidemiology, he insists that the effective reproduction number should be lowered. Moreover he expresses infection control measures for individuals and hope in future at the end of this chapter.

Chapter 3: Truth of PCR test

In this chapter, the author at first describes "the strategy for PCR test for all" of which followers exceeded 70,000.
He verifies the inspection system for the first wave the coronavirus pandemic in Japan which has been criticized from all quarters. He recommends performing the test even if the symptoms are mild despite during initial or pandemic stage.

Also he notes the pitfall of the PCR test. The real infected people is more than 12 times in number, therefore it is crucial to perform the tests to asymptomatic infected people. As for basic knowledge, he explains the truth of the accuracy of PCR test from the viewpoint of the sensitivity of PCR test for the infection of COVID-19. As an actual example, he showcases an estimated value when PCR test is implemented to all of medical workers in the metropolis of Tokyo. Moreover, he describes the sensitivity and specificity of real time RT-PCR test for the infection of COVID-19.

In addition, after considering the object person for the test, he shows the way of thinking which brings to an end the controversy around RT-PCR test for the upper respiratory tract mucus such as nasopharynx / saliva.

In the Epidemic prevention inspection, viral load measurement in the upper respiratory tract has become the gold standard. So, in order to contain the infection, it isn't necessary for there to be controversy around the sensitivity and specificity of the test. Finally, he insists the test should be performed most effectively to the following three groups in Japan at this time.

1) For the hot spots of infection area thoroughly
2) For the staff of elderly facilities and medical institutions regularly in order to keep older and high risk persons safe.

3) For persons like NBA players, who are not in a high risk group, but belong to the special profession socially and want to continue their work.

Chapter 4: The history of COVID-19 and science

The author looks back at the background of the issue from perspective and historical observation in this chapter. It can be presumed that the origin of measles or corona virus may be from a virus possessed by bats. The virus consists of nucleic acids and proteins, and might colonialize cells. It seems to be understood that viruses are inanimate objects outside cells and living things in cells. The weakness of the corona virus is the lipid membrane, so that it is easily damaged by heat, humidity and ultraviolet light. Also he introduces some hypotheses about the origin of viruses. It was at the end of 19 century when homo sapiens, mankind, who had appeared on the earth hundreds of thousands of years ago, found the existence of viruses and named them virus which means poison in Latin. Though there are some infectious diseases that have significantly changed world history such as smallpox, typhus, plague and influenza, all of them are viruses except for plague. COVID-19 might not result in such a disaster that will destroy mankind, however some nations will suffer great damage which will result in a big geopolitical change.

An open letter to Japan's new Prime Minister

Kazuki Shimizu・Taro Kondo・Yasuharu Tokuda・Kenji Shibuya
The Lancet, Published:September 28, 2020

On Sept 16, 2020, Yoshihide Suga was inaugurated as Japan's new Prime Minister after the resignation of former Prime Minister Shinzo Abe. One of Abe's political legacies was Japan's commitment to global health.[1]

Abe has been the leading advocate for human security and universal health coverage. Under his leadership, Japan contributed to revamping global health security systems by strengthening WHO's function and establishing the Pandemic Emergency Financing Facility and the Coalition for Epidemic Preparedness Innovations, all of which are now critical in the ongoing global response to COVID-19.

There are, however, major challenges in Japan's current response to COVID-19. Although the COVID-19 mortality rate is relatively low, the reasons behind this achievement are not as well understood as for other successful responses in nearby east Asian countries. Key lessons from Japan's initial response were anecdotal, and there has been no formal scientific evaluation of governmental responses.

The government is now accelerating domestic travel through it's Go To Travel campaign and encouraging the population to eat in restaurants with its Go To Eat campaign. The lack of accountability, combined with the government's rather laissez-faire approach, resulted in the recent large resurgence of COVID-19.[2] Japan's pressing challenges in its COVID-19 response should be of the highest priority for Prime Minister Suga.

First, in order to maintain socioeconomic activities without draconian measures, and to minimise the long-term economic costs, it will be essential to develop a comprehensive testing strategy and to ramp up both PCR and antigen testing capacity. Ensuring sufficient testing and tracing capacities, and implementing locally managed, non-pharmaceutical interventions, will contain COVID-19 transmission promptly and effectively.[3]

Second, supporting vulnerable and high-risk populations will mitigate the overall impact of COVID-19. A risk-based, bottom-up approach based on scientific assessment should be explored. Oversimplified practices implemented in a top-down manner, such as the New Lifestyle campaign, might not be applicable to essential workers, migrant workers, and service sectors.

Finally, but not least important, protect front-line health-care workers. The burden on the overstretched health-care workforce is growing. The current financing scheme needs to be revised as part of an ongoing work style reform.[4]
Regular protective screening for essential workers will reduce transmission, mitigate further depletion of the workforce, and maintain their health conditions.[5,6]

COVID-19 has posed sector-wide challenges and revealed the fundamental inequalities in the human security agenda. The Japanese health system is no exception. Considering Prime Minister Suga's enthusiasm for saving citizens' livelihoods and revitalising the economy, we, health-care workers and scientists, expect him to manage and control the crisis by expressing empathy to vulnerable and high-risk populations and by protecting front-line workers. A human security approach—a fundamental value in Japan's foreign policy that prioritises protecting human lives—is pivotal.[1] Containing COVID-19 domestically through invigorated science and innovation will strengthen global and regional health security; such an approach will also help Japan revamp the highly politicised COVID-19 response and resume a leadership role in global health policy to end the pandemic.

KShim receives research support in the UK from The Rotary Foundation, Japan Student Services Organization, and the British Council Japan Association. All other authors declare no competing interests.

References

1. Abe S
   Japan's vision for a peaceful and healthier world.
   Lancet. 2015; 386: 2367-23692.

2. Shimizu K · Wharton G · Sakamoto H · Mossialos E
   Resurgence of COVID-19 in Japan.
   BMJ. 2020; 370m3221

3. Bognanni M・Hanley D・Kolliner D・Mitman K
Economic activity and COVID-19 transmission: evidence from an estimated economic-epidemiological model.
http://perseus.iies.su.se/～kmitm/covid.pdf
Date: July 2, 2020
Date accessed: September 16, 2020

4. Shibuya K・Unno N
Unpaid doctors in Japanese university hospitals.
Lancet. 2019; 393: 1096-1097

5. Grassly NC・Pons-Salort M・Parker EP・et al.
Comparison of molecular testing strategies for COVID-19 control: a mathematical modelling study.
Lancet Infect Dis. 2020; (published online Aug 18.)

6. Black JR・Bailey C・Przewrocka J・Dijkstra KK・Swanton C
COVID-19: the case for health-care worker screening to prevent hospital transmission.
Lancet. 2020; 395: 1418-1420

索引

新型コロナウイルス対策を診断する

2020年 10月 20日 第1版第1刷 ©

著　　者 徳田 安春
発 行 人 尾島 茂
発 行 所 株式会社 カイ書林
〒337-0033 埼玉県さいたま市見沼区御蔵1444-1
Eメール generalist@kai-shorin.co.jp
HPアドレス http://kai-shorin.co.jp/
ISBN 978-4-904865-55-2 C3047
定価は裏表紙に表示

印刷製本 小宮山印刷工業株式会社